The Incredible Medical Paper

本当にあった医学論文

倉原 優 国立病院機構近畿中央胸部疾患センター内科

中外医学社

まえがき

　私は「呼吸器内科医」(http://pulmonary.exblog.jp/) というブログを書いている9年目の呼吸器内科医で，少し気になることがあれば医学論文を検索しています．医学論文を検索していると，時に思わぬ報告に遭遇することがあります．それは傍から見れば思わず笑ってしまうようなことを至極真面目に論じていたり，決して目にすることがない珍しい病態だったり，多種多様です．そんなある日，思い立ちました．

　「こんな興味深い医学論文がたくさんあるのだから，是非みなさんに紹介したい．」

　珍しい症例報告でも，真面目な臨床試験でも，とりあえず読んでいて「これは面白い！」と私が独断と偏見で選んだ医学論文を，書籍にすることを思いつきました．

　この本は医学書ではなく，完全に読み物です．そのため日常臨床にはほとんど役に立ちません．医学論文を読む際，それを正しく評価・解釈するスタンスが重要であることは当然ですが，この書籍はそういった医学的妥当性をまったく無視して書いていますので，どうか軽い気持ちでご笑覧いただきますようお願いします．とはいえ私も一医師ですから，誤解を招くような情報の流布や，大げさや紛らわしい医学的知見を推奨するような真似はいたしません．

　こんなわがままな企画を実現してくださった中外医学社の岩松宏典様に心より感謝申し上げます．外科的なアドバイスに協力してくれた友人である大和徳洲会病院の大西貴久くん，ありがとう．そして，いろいろアイディアを出してくれた妻の実佳子，長男の直人，妻のおなかの中の次男もありがとう．

　　　2014年9月

　　　　　　　　　　　　　　　　　　　　　　　　　　　　倉原　優

CAUTION

この書籍はあくまで読み物であり,
論文の内容について医学的な妥当性を保証するものではありません.
実臨床に決して応用しないようお願い申し上げます.

目次

1章 驚きの症例を紹介する18の医学論文

第二次世界大戦の弾丸が70年も心臓の中に残っていた………… 2
爆竹で消化管穿孔 …………………………………………………… 3
まさか！の肛門異物 ………………………………………………… 5
206発の弾丸を食べた人 …………………………………………… 6
横行結腸でゴキブリを発見!? ……………………………………… 8
クレゾールで足湯をするとどうなる？ …………………………… 9
一体なぜ…？ 尿道にゲテモノを入れようとする人びと ……… 10
くしゃみで発症した両側気胸 ……………………………………… 12
ハネムーン喘息 ……………………………………………………… 13
麻雀に熱中しすぎてこんなことに… ……………………………… 14
コメディー番組の観すぎは痙攣のもと!? ………………………… 15
醤油の一気飲みで血清ナトリウム値が196mEq/L！ …………… 16
体温13.7℃の状態から生還した女性 ……………………………… 18
室内での落雷事故 …………………………………………………… 20
ココナッツは意外にも頭に落ちてくる …………………………… 21
魚が耳に刺さった！ ………………………………………………… 23
3匹のトラの襲撃から生還した男性 ……………………………… 24
緑の髪のミステリー ………………………………………………… 25
医学論文よもやま話① 医学論文の捏造 ………………………… 27

2章 都市伝説を検証する8の医学論文

「大腸ガス爆発」の都市伝説を検証する ………………………… 32
床に落ちた食べ物は安全か？—「5秒ルール」の妥当性 ……… 33
コーラは骨を溶かす？ ……………………………………………… 35
逆子（骨盤位）は遺伝する？ ……………………………………… 36

ロックが好きな青少年は非行に走りやすい？ ……………………………… 37
指の関節を鳴らしすぎると関節炎になる？ ……………………………… 39
電子機器は精子の運動性を低下させる？ ………………………………… 40
「吊り橋理論」の真実
　――ジェットコースターのドキドキは恋愛を成就させる？ ………… 42
医学論文よもやま話② 医学論文を最も簡単に検索する方法は？ …………… 45

3章　ふとした疑問を解き明かす8の医学論文

ハリー・ポッターの頭痛を真面目に診断してみた ……………………… 48
魚を食べないと，胎児の知能が低くなる？ ……………………………… 49
小児のテレビ外傷が増加した理由とは？ ………………………………… 51
規則正しい睡眠をとらなければ子どもの成績が落ちる？ ……………… 53
ピアノを学ぶ生徒が手の障害を訴える割合は？ ………………………… 54
1分間のブラッシングで抜ける髪の正常値は？ ………………………… 56
遊具には危険がいっぱい？――200人の遊具外傷の検討 ……………… 57
地下鉄事故の死亡の半数が自殺，1.9％が他殺 ………………………… 59
医学論文よもやま話③ 学会の地方会の演題名はなぜ「……の1例」なのか？ ……… 61

4章　日常生活を彩る16の医学論文

EBH（エビデンスに基づく住宅） ………………………………………… 64
笑いは免疫力を高めるかもしれない ……………………………………… 65
適度な休憩をとった方が長くカラオケを楽しめる ……………………… 67
歌は言語習得に役立つか？ ………………………………………………… 69
テレビの観すぎは寿命を縮めるかもしれない …………………………… 70
テレビの観すぎは心血管・代謝性バイオマーカーに悪影響 …………… 71
テレビの視聴時間が長い子どもは親への愛情が希薄になる？ ………… 73
鼻毛が長いと気管支喘息になりにくい!? ………………………………… 75
ストレスの多い男性はふくよかな女性が好き …………………………… 76
ストレスの多い女性は魅力的ではない？ ………………………………… 77
配偶者が入院すると死亡リスクが上昇する ……………………………… 79

グラスの形で飲酒のペースが変わる ･･･ 80
ギャンブルと心拍数の関係 ･･ 81
ネクタイは医学的によくない ･･･ 83
加齢臭で年齢を当てることができる!? ･･･････････････････････････････････････ 84
子どもの野菜嫌いを治す方法 ･･ 86
医学論文よもやま話④ 医学論文の著者の順番 その1 ･････････････････････････ 88

5章　クスリにまつわる5の医学論文

人種差別を減少させる薬が存在する? ･･ 92
ゴキブリの抽出物ががんに効く!? ･･ 93
浮気は医学的に予防できる!? ･･･ 94
偽薬の沙汰も金次第?—プラセボと薬価の関係 ･･･････････････････････････････ 96
薬物におぼれた麻酔科医は現場に復帰してもよいか? ･････････････････････････ 98
医学論文よもやま話⑤ 医学論文の著者の順番 その2 ･･････････････････････････100

6章　運動とスポーツにまつわる7の医学論文

サッカーのヘディングは脳白質にダメージを与える? ･････････････････････････104
新しいスキー用品を買うと怪我をしやすくなる ･････････････････････････････105
雪崩からの生還—死は18分間待ってくれる ･･･････････････････････････････106
看護師が太極拳を習うと仕事の生産性がアップする!? ････････････････････････108
バンジージャンプで眼から出血 ･･110
チアリーディング外傷—平均1.4mの高さからの落下 ････････････････････････111
Dance Dance Revolutionは
　　Huntington舞踏病の運動療法として有効か ･･････････････････････････････113
医学論文よもやま話⑥ 院内の抄読会を継続させるにはどうしたらよいか? その1 ･･･115

7章　ニッポン発・お国柄がわかる4の医学論文

着物を着る時には心タンポナーデに気をつけよう･････････････････････････････118
餅を嚙まずに飲み込むとイレウスになるかもしれない ･････････････････････････119

iii

桜島の火山灰が肺に与える影響 ……………………………………………120
走行距離の多いタクシー運転手は腰痛持ちが多い？ ……………………122
医学論文よもやま話⑦ 院内の抄読会を継続させるにはどうしたらよいか？ その2 …125

8章　明日からの臨床に役立つ（かもしれない）13の医学論文

朝食を抜くと冠動脈疾患のリスクが上昇する ……………………………130
直腸マッサージでしゃっくりが止まる !? ……………………………………131
自転車に乗ると血清PSAは上昇する？ ……………………………………132
スマホやタブレットで気管支鏡の練習をすることは有用か ……………134
スマホとガラケー，コンタミネーションのリスクが高いのはどっち？ ……135
ヨガは肺結核の治癒を早める？ ……………………………………………136
終末期の患者さんは眠っている間に死を迎えたいと考えている？ …………137
虐待を受けている認知症患者さんは多い …………………………………139
採血のしすぎは院内発症の貧血を起こす …………………………………141
花火による眼外傷の6分の1が重症 …………………………………………143
犬は尿・便のニオイでがんを診断できる ……………………………………144
熱湯熱傷の大規模ラーメン研究 ……………………………………………146
注意！　研修医の過労は交通事故のもと …………………………………147
医学論文よもやま話⑧ 院内の抄読会を継続させるにはどうしたらよいか？ その3 …149

本文イラスト●平井きわ

1章

驚きの症例を紹介する 18の医学論文

第二次世界大戦の弾丸が
70年も心臓の中に残っていた

「戦時中に生き別れた家族と数十年ぶりに感動の再会…！」なんて番組が昔よくあったように思いますが，ああいう再会はとても感動的ですよね．私の感動の再会なんて，当直明けに2日ぶりにわが子に会う時くらいです．ただ，人によっては二度と目にしたくないものもあるでしょう．戦火に巻き込まれた生まれ育った町に戻れない人もいますし，炎を見るだけで当時の記憶がフラッシュバックする人もいるでしょう．先の東日本大震災ではそういった心的外傷を残した人が数多くいます．

―――まさか70年という時を経て，心臓に埋まった弾丸と再会することになろうとは，今回登場する老人も夢にも思わなかったことでしょう．

> *Burgazli KM, et al.*
> *An unusual case of retained bullet in the heart since World War II: a case report.*
> *Eur Rev Med Pharmacol Sci. 2013; 17: 420-1.*

89歳の男性が，非ST上昇型心筋梗塞で搬送されてきました．心臓カテーテル検査で，三枝病変が同定されました．しかし，その時に左縁枝に黒くて丸い弾丸が写しだされたのです（血管造影なので黒くて当たり前なのですが）（図1）．カテーテルの術者も目が点になったと思います．明らかに人工異物だったので，胸骨正中切開で摘出することになりました．手術で摘出された弾丸は，心筋を貫通することなく強固に把持されていたと記載されています．

彼は第二次世界大戦中，先遣大隊に所属していました．戦時中にロシア兵に銃撃を受けたそうです．当時は負傷して左腕の処置を受けたそうですが，その後の胸部レントゲン写真では例の弾丸は同定されなかったと本人は言っています．

彼は手術後，元気に退院していったそうです．

当然ですが，通常戦火において心臓を撃たれた兵士の致死率は高く，生還できることはまずありません（Thorax. 1987; 42: 980-3）．しかし，その一方で心臓

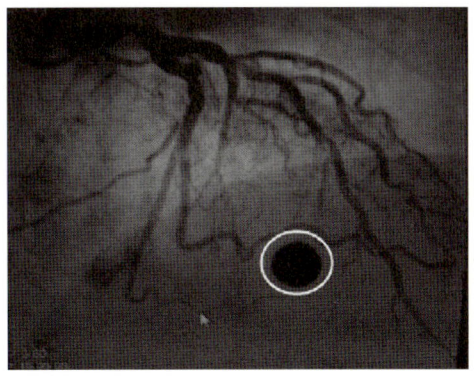

図1 ● 左冠動脈左縁枝の弾丸
(Burgazli KM, et al. Eur Rev Med Pharmacol Sci. 2013; 17: 420-1)

に弾丸が残っていたという症例は過去にも報告されており（J Trauma. 2000; 48: 312-3），彼らが心臓を撃たれてなぜ無事だったのかは"ラッキーだった"としか言えないようにも思います．年単位の時を経て，症状が出現することもあるらしく（J Trauma. 2005; 58: 378-80），無症状だからといって油断はできません．それがたとえ70年経っていたとしても．

爆竹で消化管穿孔

　日本では爆竹を使うことはほとんどありませんが，中国では花火の代名詞になっているくらいメジャーなものです．中国の祝い事などで派手に爆竹を鳴らしている映像を見たことがあるでしょう．爆竹外傷の多くは男性，若者であると報告されており，特にイタズラ盛りの子どもには注意が必要です（Indian J Plast Surg. 2012; 45: 97-101）．

　爆竹を小さなケースに入れると簡易の爆弾のようなものができるとされており，特に小さな金属ケースの場合は恐ろしいことになります．

> *Duttaroy DD, et al.*
> *Shrapnel injury due to a firecracker causing gastric and gallbladder perforation.*
> *Ulus Travma Acil Cerrahi Derg. 2009; 15: 295–7.*

　この症例報告は，爆竹によって消化管穿孔をきたしたというものです．14歳の少年が爆竹に火をつけて缶に入れて破裂させたらしく，腹部で爆竹が破裂しました．それだけでなく，缶の金属成分が周囲に飛散してしまいました．これにより，彼はショックに陥りました．精査の結果，胃と胆嚢が穿孔しており，外科手術を要しました．分別のつく14歳がなぜこのような行為に至ったのか，謎ですね．

　この論文によれば，爆竹が爆発して消化管穿孔するという事態が報告されたのはこの論文が初めてだそうです．2009年以降も調べた範囲ではそんな報告は見つけられませんでした．近年，口の中で爆発した症例が報告されていますので，安易に口に入れるような危険な行為はやめましょう（J Craniofac Surg. 2013; 24: e510-2, J Indian Soc Pedod Prev Dent. 2012; 30: 337-9, J Plast Reconstr Aesthet Surg. 2009; 62: e145-6）．また，爆竹が眼に飛んでくることで外傷を起こすこともあるため，周囲の大人は子どもが爆竹で遊ばないよう注意する必要があります（J Burn Care Res. 2013; 34: e183-6, Retina. 1988; 8: 3-5）．

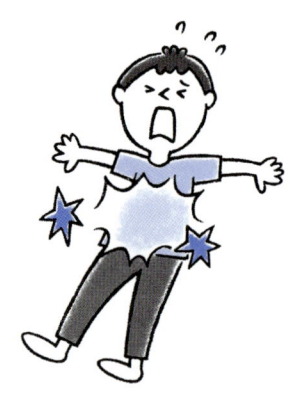

まさか！の肛門異物

「この書籍……異物シリーズが多いのでは」とお気付きの方もいると思いますが，その指摘は正しいです．というのも，えてして「本当にあった」珍しい論文というのは珍しい行為に基づくものが多いのです．そういった観点で検索すると，"異物論文"が出てくるわ出てくるわ．

そんな数ある"異物論文"の中で，私が最も珍しいと思ったのがこの論文です．

> Aggarwal G, et al.
> Unusual rectal foreign body presenting as intestinal obstruction: a case report.
> Ulus Travma Acil Cerrahi Derg. 2011; 17: 374-6.

1週間続く排ガスの減少と腹痛，嘔吐のため，とある病院の救急部を受診した38歳の男性．直腸診をしてみると，それはもう血まみれだったそうです．そこで彼は告白しました．「オレは2週間前に**ウシの角を肛門に入れたんだ**」と．

…………ウ，ウ，ウシの角!?

腹部レントゲンと腹部CTを撮影してみたところ，確かにウシの角が肛門から挿入されていました（図2）．それも巨大なウシの角が．幸いにも消化管穿孔の所見はありませんでした．ウシの角を肛門から引き抜くのも難しく，当然ながら外科手術が行われました．ウシの角が除去された後の術後経過は順調で，排便に関しても問題なかったそうです．その後，彼は正常な社会生活を営めるようにカウンセリングを受けたとのことです．

肛門異物の原因として，肛門瘙痒症（あまりの痒さのため異物を突っ込む），事故，暴行，違法薬物（肛門に隠す），医原性，性的嗜好などがあるとされています．私も研修医の頃，マジックペンを肛門に入れた患者さんを診察したことがあります．

ウシの角を挿入したのは，この報告は世界で4例目であると考察されています〔過去に3人もいたそうです（Surgery. 1986; 100: 512-9）〕．稀な理由の一番は，そもそもウシの角を入手するのが困難だからです．そりゃそうですよね．仮にウ

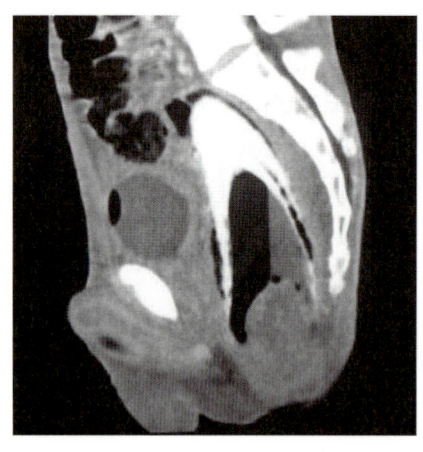

図 2 ● 肛門に入ったウシの角（矢状断 CT）
(Aggarwal G, et al. Ulus Travma Acil Cerrahi Derg. 2011; 17: 374-6)

シの角を手に入れたとしても，この巨大な角が肛門にすんなり入るものでしょうか．相当な力と肛門の柔軟性が必要だと思います．

206 発の弾丸を食べた人

「弾丸」と聞けば，B'z 世代の私の場合『さまよえる蒼い弾丸』が思い浮かびます．医療小説が好きな人は東城大学シリーズの『アリアドネの弾丸』（海堂尊）あたりも思い浮かぶでしょうか．

私は拳銃を使ったことはまだ一度しかありません．ホノルルの体験ショップでいくつかの口径の拳銃を撃ちました．その時，生まれて初めて薬莢というものを見たのですが，思ったより大きかった記憶があります．

Wikipedia によれば，「弾丸」とは銃や砲に使用され，それから発射・推進して主に目標に物理的損傷を与えるもの，と

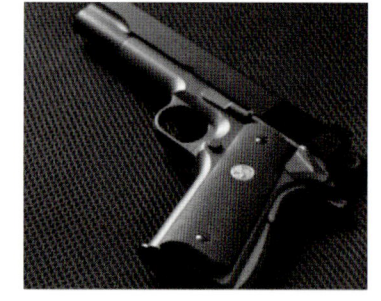

されています．発射薬（パウダー）や銃用雷管（プライマー）とともに薬莢（ケース）に収められたものは実包（カートリッジ Cartridge），弾薬（アムニション Ammunition，アモ Ammo）というようです．外傷の症例報告はほとんどが発射された弾丸によるものですが，今回紹介するような異物誤飲の場合，薬莢だけなのか実包なのかわからないことが多いようです．

そんな弾丸を206発も食べたというまさかの症例報告を紹介します．

> *McNutt TK, et al.*
> *Bite the bullet: lead poisoning after ingestion of 206 lead bullets.*
> *Vet Hum Toxicol. 2001; 43: 288-9.*

　45歳の統合失調症の既往のある男性が，精神科に搬送されてきました．この患者さん，腹部の激痛を訴え，ヘモグロビンが5.6g/dLにまで減少していたそうです．緊急上部消化管内視鏡検査によって消化管出血と判明しました．驚くべきことに腹部レントゲンでは50発を超える弾丸が胃や消化管に写っていました．この時点で，患者さんは弾丸を大量に飲み込んだのだとわかりました．

　腸管洗浄を行ったものの，大量の弾丸が残った状態であったため外科的にこれらを取り除く処置が考慮されました．しかしながら，電気焼灼によって弾丸に通電してしまう可能性があり，意見が分かれたようです．すでに血清鉛濃度は391 μg/dLにまで上昇していました．そう，弾丸を大量に飲み込むことで鉛中毒になるリスクがあるのです．

　───結局，彼には腸管洗浄を繰り返すこととなりました．その結果，206発もの弾丸が10日間で排泄されたそうです．次第に血清鉛濃度は減少していき，外来フォローアップが可能になりました．私は軍事評論家ではないので，実弾に電気メスを焼灼するとどうなるのか詳しく知りませんが，とにかく患者さんが回復してめでたしめでたしという結末でした．

　消化管異物にはいろいろな原因がありますが，弾丸を食べた・飲み込んだという例はきわめて稀で，206発という数字は史上最高記録だろうと思います．数だけをみた場合，レンチやゼンマイなどの複数の金属物を合計71個飲み込んだ報告（Ann Emerg Med. 1982; 11: 433-5）がその次に多い報告のようです．

横行結腸でゴキブリを発見！？

　最初に言っておきます．ゴキブリの写真は掲載しないので安心してください．タイトル通りのショッキングな内容の症例報告がありました．私は虫が嫌いなので，ゴキブリを見たら悲鳴を手でおさえつつ，猛ダッシュで逃げます．わが子が大きくなったら父親の威厳をどう守ろうか，今から悩んでいます．

　ゴキブリという言葉を書くだけで鳥肌が立ちそうなので，この項目ではコックさんと書かせてください（コックローチのコックさんです）．

> Kumar AR, et al.
> An unusual finding during screening colonoscopy:
> a cockroach!
> Endoscopy. 2010; 42 Suppl 2: E209-10.

　患者さんはうつ病のある52歳の女性で，腹部膨満があるということで大腸がんのスクリーニングのために消化器内科に紹介されたそうです．下部消化管内視鏡検査を行ったところ，驚くべきことに横行結腸にゴキ…じゃなかった，**コックさんがっ!!**（論文の写真では，横行結腸にクタっと横たわったコックさんが写っていました．）

　この症例報告，ごていねいに検査科にコックさんを送って，顕微鏡で詳細に観察までしています．送る方も観察する方もすごいですね．それにしても大腸に到達する前に消化されなかったのか？とお思いの方もいるでしょう．

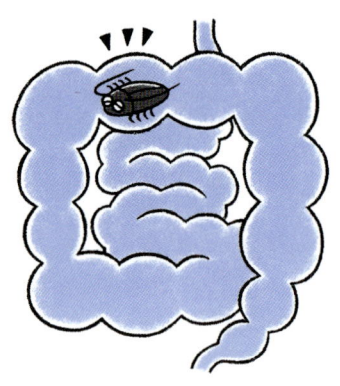

　論文を読んでみると，どうやらコックさんの外殻はヒトの消化器系では消化されないことがあり，外殻だけ残ってしまうらしいのです．つまり写真で見えていたのは，コックさんの抜け殻のようなもののようです．しかし，それ以前にどうやってコックさんを飲み

込んだのか……．謎は深まるばかりです．

　検索してみると，下部消化管内視鏡検査をしたら大腸に虫がいたという報告はいくつかありますが（Gastrointest Endosc. 2009; 70: 1245-6，Endoscopy. 2000; 32: S51），コックさんがいたという報告はこの論文が世界初だそうです．

　ちなみにコックさん恐怖症は拡張現実（augmented reality：バーチャルリアリティのようなもの）によって治療することができるという報告もありますが（Behav Ther. 2010; 41: 401-13），そもそもコックさんがキライになるのは恐怖症とかそういう問題ではないように思います．キライなものはキライなんです．

 ## クレゾールで足湯をするとどうなる？

　個人的に尿の変色で最もよく出合うのは，リファンピシンの代謝によるオレンジ色の尿です．しかし，世の中とは広いもので，黒い尿が出たという報告があります．

　そういえば，テレビで「黒い尿が出たと思ったら実は石油だった」というフィクションのドラマを見たことがあります．尿から出る石油の利権をめぐって，村人たちが争う結果になるのですが．

　さて，紹介する黒色尿の論文はオープンジャーナルの症例報告です．

> *Liu LR, et al.*
> *Black urine after medicinal foot baths.*
> *BMJ Case Rep. 2013 Sep 13; 2013. pii: bcr2013200771.*

　既往歴のない61歳の男性が自宅で失神したため救急部に搬送されました．どうやら，自宅で50％のクレゾール石鹸液に足をひたした後だったようです．搬送されたあとの身体所見では，患者さんは無気力状態にあり，全体から薬品臭さが漂っていました．足は茶色く変色し嚢胞を形成していました．その割にバイタルサインは正常だったそうです．

　家族によれば，患者さんはクレゾールに足をつける習慣があり，これで水虫が

治るものだと信じていたようです．このクレゾール足湯の習慣は半年以上もの期間，週3回続けられました．今回は，足にクレゾールを浸していた時間が5～6時間と非常に長かったようです．

尿検査をしたところ，驚くべきことに**黒い尿**が出てきました．しかし，これも8時間のうちに元通りの色に戻ったそうです．尿中のp-クレゾール，m-クレゾール，フェノールは上昇しており，この時点で足湯に由来したクレゾール中毒と確定診断されました．

クレゾール中毒で尿が黒くなることは，中毒の世界ではよく知られたことです〔Clin Toxicol (Phila). 2010; 48: 959-60, Ann Emerg Med. 2009; 53: 836-43〕．また，メチルドパなどの薬剤によっても黒色変化をきたすことがあります（Postgrad Med J. 1980; 56: 877-8）．

足湯が好きな方であっても，決してクレゾールで足湯をしないよう注意してください．腐食性があるため，皮膚に触れた場合は，水で洗い流しましょう．

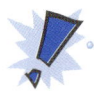

一体なぜ…？
尿道にゲテモノを入れようとする人びと

また"異物論文"です．尿道異物は多くが性的な嗜好とされており，性的虐待なども重要な原因とされています．尿道に異物を入れようという発想がそもそもないので，読むたびにゾッとするのですが，個人的に「尿道にそれを入れたらあかんやろう」と感じた文献を2つ紹介します．

> *Lee JD, et al.*
> *Self-introduction of unusual foreign body into the urethra: a case report.*
> *Zhonghua Yi Xue Za Zhi (Taipei). 1995; 56: 440-2.*

1つ目は，台湾の雑誌に掲載されていた症例報告です．89歳の男性が慢性の尿閉で受診しました．彼に聞くと，どうやら5日前に尿道にロブスターの触角を入

れようとしたらしく，最終的に触角が尿道にひっかかってしまったようなのです．彼には特に精神疾患の既往はありませんでした．ロブスターの触角によって尿道内に膿瘍を形成してしまったため，外尿道切開術によって異物を除去されました．

なぜあえてロブスターなのか．最後までその疑問は残りましたが，答えは出ませんでした．

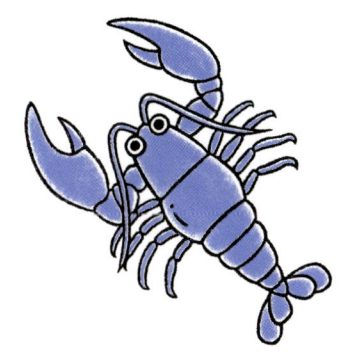

> Naidu K, et al.
> An unusual urethral foreign body.
> Int J Surg Case Rep. 2013; 4: 1052-4.

　2つ目は，尿道からの出血で救急部を受診した70歳男性です．どうやら，彼は性的満足感を得るために受診12時間前に尿道にフォークを挿入したようです．どちら向きに入れたのか気になったのですが，どうやらフォークの柄から入れたようです．そりゃ先端から入れたら痛いですよね．そのフォークの長さ，実に10cm！　診察時にフォークを確認しようとしたのですが，外からは確認できないくらい奥に入り込んでいました．幸い尿道穿孔はなかったらしく，リドカインゼリーとスポンジ把持鉗子を用いて外尿道口からフォークが摘出されました．

　尿道異物はその性的特性から男性の方が多いとされており（Singapore Med J. 2011; 52: 24-8），ペン，ワイヤー，ヘアピン，クリップなどが一般的によくみられる異物です．実際に論文は読んでいませんが，ニンジンやキュウリといった大型の異物も報告されています．男性の場合，多くが性的な満足感を得るためとされています．個人的には満足どころか，ただ痛いだけのような気がします．

くしゃみで発症した両側気胸

　え，こんなことで気胸になるの？という患者さんを診ることは実は少なくありません．個人的には，マラソン中の気胸，カラオケで熱唱した後の気胸，柔道練習中の気胸といった症例を経験したことがあります．気胸を発症した後に咳などの呼吸器症状を呈する患者さんは診たことがありますが，その逆はなかなかありません．ところが，くしゃみで両側気胸を起こしたという驚くべき報告がありました．

　気胸というのは一般的に痩せ型の長身男性に多いとされています．これは，肺尖部にある嚢胞が成長とともに縦に引き伸ばされるからではないかと考えられています．しかし，痩せ型の長身だからといってそう簡単に気胸になるわけではありません．ましてや，両側気胸なんて….

> *Bourne CL.*
> *The perils of sneezing: Bilateral spontaneous pneumothorax.*
> *J Emerg Trauma Shock. 2013; 6: 138-9.*

　この論文は，くしゃみをした後に胸痛を訴えて 2 日後に病院を受診した 15 歳の少年の症例報告です．来院後の胸部レントゲン写真では両側の軽度の気胸がみられました．この少年は，るいそうと漏斗胸を合併していました．両側気胸を発症すれば一般的には手術適応になるのですが，本症例では手術は行われませんでした（個人的には手術した方がよいと思います）．その後，自然に気胸が軽快したため，彼は晴れて退院になりました．

　両側自然気胸は稀で，気胸エピソードのうち 1.6％程度とされています（Respirology. 2008; 13: 145-8, Thorac Cardiovasc Surg. 2007; 55: 310-2）．この少年のように痩せ型が極端な場合に起こしやすいとされています．

　痩せ型の患者さんでは，くしゃみに注意した方がよいかもしれませんね．

ハネムーン喘息

　気管支喘息発作の原因として過度の精神的・身体的ストレスがあげられますが，その原因として性行為があることはあまり知られていません．これは別に下ネタではありません．いたって真面目な症例報告です．

> *Senthilkumaran S, et al.*
> *Honeymoon asthma.*
> *Am J Med Sci. 2013; 345: 405-6.*

　新婚の若い男性が新婦との初夜の性行為（計2回だそうです）の後に，重篤な呼吸困難感を訴えました．救急搬送されその原因を調べたところ，気管支喘息発作と診断されました．しかるべき治療が行われ，発作は消失したそうです．

　「ハネムーン喘息」と名付けられたこの発作は，精神的な緊張（初夜であること）と肉体的なストレス（性行為）が相乗的に作用して起こるのではないかと考えられます．ハネムーンに限らず，性行為の後に重度の喘息発作を起こした症例は過去にも報告されています（Am J Respir Crit Care Med. 2004; 170: 344-5）．

　ちなみに，アメリカ胸部疾患学会（ATS）から運動誘発性気管支攣縮についてガイドラインが出されています（Am J Respir Crit Care Med. 2013; 187: 1016-27）．ハネムーン喘息もこの範疇に入るのでしょうね．運動誘発性気管支攣縮には通常の気管支喘息と同じように長期管理薬としての吸入ステロイド薬が有効であるだけでなく，運動前の短時間作用型 β_2 刺激薬（SABA）の吸入が推奨されています．すなわち，性行為を行う15分ほど前にSABAを吸入せよというわけです．また，運動前にウォーミングアップを行うことも推奨されています．うーん，性行為の前にウォーミングアップを一体どうすればよいのか見

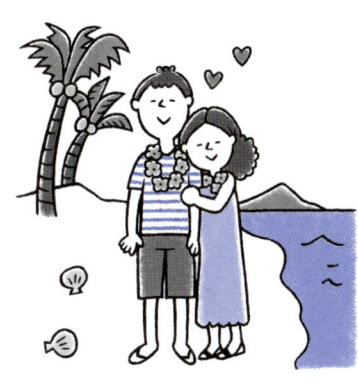

当もつきません．また，運動時のマスクによる加湿も推奨されており，性行為によって喘息発作を起こす可能性がある人はベッドの中でマスクを装着した方がよいかもしれませんね．

麻雀に熱中しすぎてこんなことに…

　私は学生時代，三度の飯より麻雀が好きでした．もちろん今でも大好きなのですが，子どもが生まれてからは麻雀よりも家庭サービスの方が魅力的に感じてしまい，時に腕が鈍らないように全国の猛者たちとオンラインで対戦する程度です．この麻雀という競技は結構頭を使うスポーツ（？）で，考えすぎると頭が痛くなったりするものです．初心者の頃は一喜一憂を繰り返して心臓に悪いなあと思ったこともあるくらいです．
　といっても，痙攣を起こした雀士を私は見たことはありませんが．

> Chang RS, et al.
> Mah-jong-induced seizures: case reports and review of twenty-three patients.
> Hong Kong Med J. 2007; 13: 314-8.

　この論文は麻雀で痙攣を起こした3例のケースシリーズです．そのうち，79歳の男性と41歳の男性は過去に麻雀で一度痙攣を起こしており，合計2回痙攣を起こしたと記載されています．麻雀による痙攣は臨床的には反射性てんかん（reflex seizures）と診断されています．日本でも過去にテレビアニメによる視覚性反射性てんかんがニュースに取り上げられたことがありますが，これと類似の機序と考えられます．
　このケースシリーズでは過去の麻雀によるてんかん（MJE: mah-jong epilepsyと略されていますが）の特徴を記載しています．78％が全身性強直間代発作であり，男性の方が女性の10倍多かったそうです．性差があるのは，おそらく麻雀をこよなく愛するのが男性だからでしょう．MJEの症例では，脳波や頭部CT・

MRI は多くが正常範囲内でした．MJE の原因として，感情的な起伏や長時間のプレイによる睡眠不足があげられます．

MJE に対してはカルバマゼピンやバルプロ酸の投与がてんかんの予防に有効とされています．しかし，MJE が本当に"麻雀"が原因なのか，偶発的にてんかんを起こしたのか，真実は誰にもわかりません．

非ケトン性高浸透圧性昏睡を起こしやすい糖尿病や高齢者の患者さんは，特にこの麻雀による痙攣に注意が必要という意見もあります（Epilepsy Behav. 2010; 19: 533-5）．脱水が誘因になるのかどうかは定かではありませんが，熱中しすぎて水分を摂るのを忘れるといったことがないようにしたいですね．また，麻雀はてんかんだけでなく，深部静脈血栓を起こしたという報告もあります（Lancet. 2010; 375: 2214）．コタツのテーブルをひっくり返して手積みで麻雀をする昭和の風景は最近見なくなりましたが，坐位を保持した状態でプレイすることが多いため，合間に休憩を挟むように心がけましょう．

コメディー番組の観すぎは痙攣のもと!?

テレビでは数年に一度，お笑いブームが到来します．その時にはゴールデンタイムにはたくさんのお笑い番組が放送され，多くの家庭は笑い声に包まれることでしょう．そのとき，笑いながら痙攣を起こしたら誰しもびっくりすると思いますが，過去にそういった珍しい症例が報告されています．

> *Mainali NR, et al.*
> *Laugh-induced seizure: a case report.*
> *J Med Case Rep. 2013; 7: 123.*

コメディーをテレビで観て，大爆笑の末に痙攣を起こした43歳の白人男性の症例が報告されています．この患者は，既往歴として双極性障害と痙攣を伴う慢性の頭痛がありました．この過去の痙攣のすべてが，コメディーを観ている最中に笑ったことで発症したものだということです．痙攣はおおよそ5秒間の短い痙

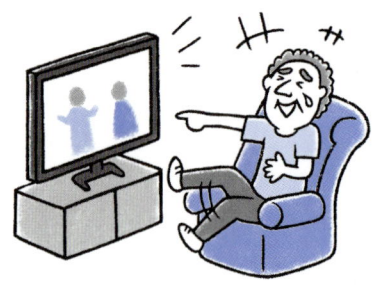

攣でした．彼が笑い始めると腕がふるえだし，短い時間ながらも彼は「意識が吸い取られる感じがする」という感覚を味わうそうです．来院時の身体所見は正常でした．彼に精査を行いましたが，睡眠時の脳波や頭部 MRI もほとんど正常でした．しかし，ビデオ脳波検査で，笑いによる痙攣発作が確かに確認されたそうです．

こういった慢性の症状に対してバルプロ酸などの薬物療法が行われましたが，彼の症状はコントロールできませんでした．薬剤をカルバマゼピンに変更すると，その後も軽い症状はみられるものの大きな痙攣が起こることはなく，治療経過は良好のようです．

小児神経領域では有名なてんかんとして「笑い発作」というものがあります．生後2歳前に発病することが多く，この疾患を診た場合には視床下部過誤腫の存在を強く疑う必要があります．この笑い発作とは，特に笑うような場面でもないにもかかわらず引きつるような笑いが起こります．この後に体全体に強直性痙攣や強直間代性痙攣を起こすことがあります．しかし，この症例はいわゆる典型的な小児の「笑い発作」とは異なり，意図的に観たコメディーによって笑いを誘発され，その通常の笑いが痙攣を引き起こすというプロセスを経ています．

 醤油の一気飲みで血清ナトリウム値が 196mEq/L！

小学校だったか中学校だったか忘れましたが，「なんでもいいからショートショートを作りなさい」という国語の宿題が出たことがありました．ショート

ショートとは，短編小説よりも短い小説のことです．私は，当時赤川次郎の小説に没頭していたので，推理ミステリーのショートショートを書くことにしました．そのトリックとは，胃管を使って醤油を大量に飲ませて殺人を犯すというアイディアでした．大量に醤油を投与すれば死ぬ可能性があることは理解していませんでしたが，子どもだったとはいえ凄まじいトリックを考えついたものです．

そんな私の子どもの頃の思い出が，まさか医学論文として存在していたことに驚きました．もちろん，患者さんは私の陳腐なミステリーとは違って，ちゃんと生きて帰ってきましたが．

> Carlberg DJ , et al.
> Survival of acute hypernatremia due to massive soy sauce ingestion.
> J Emerg Med. 2013; 45: 228-31.

19歳の男性が，1クォート（約1L）の醤油を飲んだ2時間後に痙攣様の発作を伴う昏睡状態で救急部に搬送されてきました．どうやら仲間たちにけしかけられて飲んだようですが，詳細は不明です．彼の血清ナトリウム値は，血糖補正後で196mEq/Lというとてつもない値を示していました．彼には，30分で6Lの点滴が行われ，希釈によるナトリウム降下治療が行われました．その後，後遺症を残さずに退院することができました．

この血清ナトリウム値196mEq/Lという数値は，後遺症を残さずに回復したナトリウム服用の成人患者で，これまでの最高値だったと記載されています．ヒトにおける醤油の推定致死量は2.8〜25mL/kgと幅が広いのですが，いずれにしてもこの症例は致死量相当と思われます．

醤油よりも海水の方がしょっぱいように感じる方も多いと思いますが，実は醤油の方が塩分濃度は高く，海水の5倍くらいの塩分濃度を有しています．醤油には塩分以外にもさまざまな成分が含まれているため，純粋にしょっぱいとだけ感じるわけではないのでしょう．ちなみに醤油は，それぞれによって塩分濃度が異なるようです（表1）．

見た目には淡口（うすくち）醤油の方が薄味のような気がしますが（図3），意外にも淡口醤油の方が濃口醤油よりも塩分濃度が高いのですね．この「うすくち」というのは，薄味という意味ではなく，濃口に比べると色や香りが薄いとい

醤油の種類	再仕込み	濃口	溜	白	淡口
塩分濃度	12〜14%	16〜17%	16〜17%	17〜18%	18〜19%

表1 ● 醤油の種類と塩分濃度

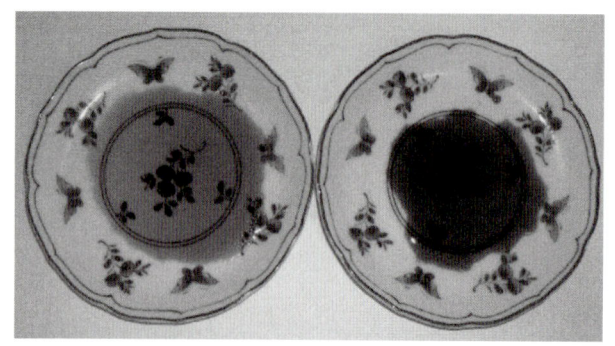

図3 ● 淡口醤油（左）と濃口醤油（右）（Wikipedia より）

う意味を表しています．

　何はともあれ，醤油に限らず，普段飲まないものを飲むなんて真似は，決してしないようにしましょう．

体温13.7℃の状態から生還した女性

　偶発性低体温症（accidental hypothermia）とは，基礎疾患とは関係なく寒冷曝露のみによって中心体温（直腸温）が35℃以下に低下した病態を表します．20℃以下の場合非常に重篤で，すでに死亡しているケースの方が多いと思います（表2）．

　低体温から生還するためには早期に救出して復温しなければなりませんが，極度の偶発性低体温症の場合，心肺停止状態になったとしても生還するケースがあります．たとえば，小児では14.4℃から生還したという報告があります（Resuscitation. 1996; 32: 111-24）．これは一時的に脳が低温状態に陥るためと考

直腸温	意識	震え	心拍数	心電図
35〜33℃	正常	あり	正常	正常
33〜30℃	無関心状態	なし	軽度低下	波形延長
30〜25℃	錯乱・幻覚状態	なし	著明に低下	Osborn-J波
25〜20℃	昏睡・仮死	筋硬直	著明に低下	心房細動
20℃以下	死亡状態	筋硬直	消失	心室細動

表2 ● 偶発性低体温症と症状

えられています．

　さて，検索した限りでは13.7℃という体温から生還したノルウェー人女性の症例が報告されています．

> Gilbert M, et al.
> Resuscitation from accidental hypothermia of 13.7 degrees C with circulatory arrest.
> Lancet. 2000; 355: 375-6.

　1999年5月，日も暮れ始めた頃でした．ノルウェーの5月は，まだまだ極寒なので山手にはかなりの積雪があるそうです．そんな寒い日の夕暮れに，スキーのコースをはずれた29歳の女性が渓谷に落ちてしまいました．仲間たちはすぐに近くのナルヴィク病院へ通報しました．スキー板のおかげで流されずには済んだものの，彼女は渓谷の岩肌と氷に挟まれた状態でした．そのため，40分もの間冷たい渓流に晒されることとなりました．その後，彼女はぐったりして動かなくなったそうです．

　レスキュー隊が到着したのは夜の19時39分でした．救出したものの，彼女はすでに臨床的に死亡している状態でした．心肺蘇生を開始し，病院に到着したのは19時56分でした．自発呼吸もなく，対光反射は消失．心電図も平坦．挿管人工呼吸管理の上，心肺蘇生を継続しながらトロムソ大学へヘリコプターで転院しました．

　前述したように，低体温だからこそ回復する可能性があると信じて心肺蘇生は続けられました．人工心肺を含めたありとあらゆる手段を用いて蘇生と復温がは

からされました．しかし直腸温は 13.7℃．心肺停止から少なくとも 2 時間が経過しており，絶望的な状況でした．しかし，奇跡が起きました．22 時に心室細動波形が見られたのです．その 15 分後，自己心拍が再開しました．体温も徐々に回復のきざしがみられ，0 時 28 分にはついに 36℃ を超えました．

その後，さまざまな合併症を起こしながらも彼女はリハビリテーションを励むことができるくらいにまで回復しました．四肢の運動障害を軽度残したものの脳への後遺症はなく，彼女は仕事に復帰したそうです．そして，元気になった彼女は今でもスキーやハイキングを続けているそうです．今度こそ渓谷には落ちないように注意してほしいものですね．

室内での落雷事故

雷撃傷は，電撃傷と同じように電流により起こる傷害です．電撃傷とは異なり，雷の場合，死亡事故の大部分は即死で，身体的所見として電紋がしばしば見られ，1 回の落雷で複数の人間が受傷しやすいという特徴があります．一般的には雷にうたれた 7 〜 10 人に 1 人が死亡すると考えられています．しかし Wikipedia によれば日本では落雷被害者の 70% が死亡しているそうです．

賢明な読者の皆さんはご存知と思いますが，落雷を避けるために木の下に逃げるような真似はやめましょう．木の幹や枝から雷が飛び移ることがあるため，木の高さに関係なく木から離れることがすすめられています．木よりも人の体の方に電流が流れやすいため，木の近くの人に側撃雷が生じやすく，また木の表面を這うように進んだ放電（沿面放電）は特に人に移行しやすいとされています．また，高い建物の側でも，側撃雷を避けるために建物から最低でも 4m は離れた方がよいそうです．

さてご紹介する論文ですが，なんと室内で落雷によって死亡したという症例報告です．

Blanco-Pampín JM, et al.
An unusual case of death by lighting.
J Forensic Sci. 1997; 42: 942-4.

　この症例報告は，55歳の男性がベッドに横たわり，落雷による電撃傷の跡を残して死亡したという事案です．遺体の胸壁の皮膚にはシダ状の電撃傷がありました．両手は極度に拘縮していましたが，死後硬直はみられませんでした．当時その地域では確かに落雷の記録があったため，落雷による死亡として間違いはないだろうと考えられましたが，室内での雷撃傷というのが誰にとっても腑に落ちない現象でした．

　しかし，壁の中にあった電線から木製のベッドを突き破った穴があり，枕とベッドに火災の痕がありました．すべてをつなぎ合わせると，雷が壁の中の電線を通り，壁を突き破って男性の頭を直撃したのではないかと考えられました．

　稀な雷撃傷としては，iPodを聴きながらのジョギング中に落雷に遭遇し，イヤホンを通して重篤な伝導障害を生じたケースも報告されています（N Engl J Med. 2007; 357: 198-9）．

ココナッツは意外にも頭に落ちてくる

　ココナッツジュースは，その国によって味がまちまちであるため，いろいろ試したことのあるバックパッカーは多いでしょう．私は一度も飲んだことがありませんが，ほどよく甘いものもあれば，少ししょっぱいものもあるそうです．医療資源の限られた発展途上国ではココナッツが点滴として用いられた報告もあるそうです（Am J Emerg Med. 2000; 18: 108-11）．

　そんなココナッツが頭に落ちてくることなんて，まさかないだろうとお思いのアナタ．実は，南国ではココナッツが頭に落ちてくることは時に起こりうる事態なのです．

> *Mulford JS, et al.*
> *Coconut palm-related injuries in the Pacific Islands.*
> *ANZ J Surg. 2001; 71: 32-4.*

　ココヤシ（果実はココナッツ）は，ソロモン諸島において生活の一部になっている重要な植物です．こういった南国での救急事情は私たちの国とは異なり，ココヤシに関連した外傷という報告も珍しくはありません．

　この論文では，1994年から1999年までの間に，外科あるいは整形外科手術のコンサルトのあったココヤシ関連外傷の頻度，どのような患者がココヤシ関連外傷をきたしたか，どういった外傷パターンを呈したか，が調べられました．

　その結果，外科手術のコンサルトがあった外傷の3.4%がココヤシに関連していたとされています．かなりの頻度ですね．85人の患者は，ココヤシからの転落，16人は落ちてきたココナッツが直撃，3人はココヤシの下敷きに，1人はココヤシを蹴り飛ばして足を受傷しました．ココヤシから転落した患者さんのほとんどは6歳～25歳と若く（木登りできないとダメなので当然ですが），ココナッツが落ちてきた16人のうち11人も25歳以下と若者でした．ほとんどの外傷パターンは骨折でした．ココヤシから転落した患者さんの主な外傷部位は四肢の骨折（全骨折のうち60.1%）で，脊椎骨折も少なくありませんでした（全骨折のうち16.3%）．ココナッツが落ちてきた患者さんの外傷の多くは，頭蓋骨か四肢の骨折でした．頭蓋骨骨折はすべて10歳以下の子どもでした．

　この論文では，ココヤシの近くで子どもが遊ぶのは危険かもしれないと考察されています．ココヤシに普段触れることのない日本人にとって危険性はあまり認識されていませんが，南国の人々にとっては生活の一部でありつつも時に牙を剥く存在と考えられているのかもしれません．ココナッツが頭部に直撃して死亡した症例も報告されています（Med Sci Law. 2001; 41: 298-300）．

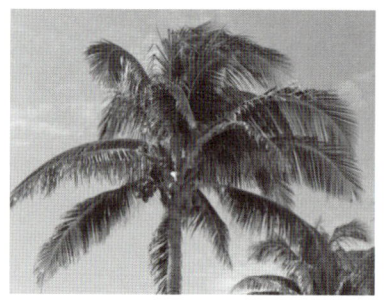

　ちなみに，ココナッツジュースはエストロゲン様作用を持つとされており，創傷治癒に効果的であるといくつかの地域

で信じられています（BMC Complement Altern Med. 2012; 12: 252）．ただし，ココナッツが落ちてきてケガをしたら，そのままジュースを飲めばよい，というわけではありませんよ．

魚が耳に刺さった！

外傷性鼓膜穿孔にはいろいろな原因がありますが，「魚」という原因はさすがに読者の皆さんも聞いたことがないでしょう．

> Bijoor P, et al.
> Traumatic tympanic membrane perforation by a needlefish: case report.
> J Laryngol Otol. 2012; 126: 932-4.

この論文は，外傷性鼓膜穿孔が魚によって起こったという 11 歳の男の子の信じがたい症例報告です．Needlefish はその名の通り針のようにとがった魚で，日本ではダツのことを指します（図4）．

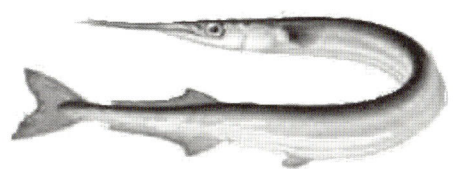

図4 ● ダツ (Wikipediaより)

ダツは時速 50 〜 60km/h くらいで飛んでくることがあるため，ダイバーの中にはダツの多い海域でのダイビングは避けるようにしている人もいるくらいです．四肢や体幹の外傷は時にメディアやダイビング雑誌にも取り上げられるほどです（Eur J Orthop Surg Traumatol. 2013; 23 Suppl 2: S295-7, Asian Cardiovasc Thorac Ann. 2012; 20: 746, Emerg Med. 2012; 43: 428-30,

Arthroscopy. 1995; 11: 503-5).

　さてこのダツが，11歳の男の子の耳に飛んできて，こともあろうに鼓膜が穿孔したというのです．耳に刺さる確率はかなり低いのでしょうが，ピンポイントで飛んでくればありうる話です．聴力障害をきたしたこの男の子は耳鼻咽喉科で緊急鼓膜形成術を行われ，幸いにも聴力は回復したそうです．

　他の稀なダツ外傷として，ダツが眼に刺さったという報告や（Eplasty. 2013; 13: e41, Arch Ophthalmol. 2006; 124: 284），内頸動脈海綿静脈洞瘻（Neuroradiology. 1978; 15: 137-9）によって死亡したという報告もあります．うーん，あまり想像したくありませんね．

　ダツの多い海域でのダイビングには注意しなければなりません．と言っても，猛スピードで突進してくるダツをかわすのは至難の業だと思いますが．

3匹のトラの襲撃から生還した男性

突然トラが襲いかかってきたら，あなたならどうしますか？
　トラは，獲物が背中を向けた時に背後から襲いかかる習性があります．そのため，背後を見せないことが重要です．一部の専門家の意見では，トラの口に拳を全力で突っ込むことや，思い切り鼻を噛むことが有効とされています．とっさにそんなことができればよいのですが，さすがに3匹が一斉に襲いかかってくれば屈強な男性でも太刀打ちできないでしょう．そんなまさかの症例報告を紹介しましょう．

> *Emami P, et al.*
> *Case report: surviving a tiger attack.*
> *Neurosurg Rev. 2012; 35: 621-4; discussion 624.*

　肉食獣に捕食されたヒトの報告は稀です．症例数としては多いのかもしれませんが，医学論文として投稿されている例は実はそれほど多くありません．それゆえ，肉食獣に頭頸部をガブリとされて生存した報告例はきわめて稀です．

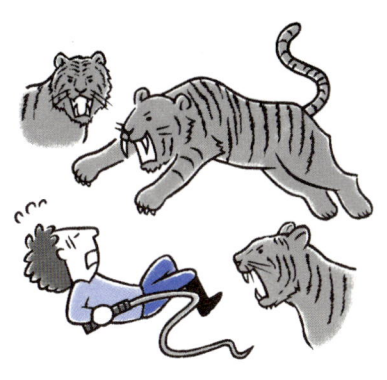

　この症例報告はトラのイベントショーをしている最中に 3 匹のトラが 28 歳の調教師に襲いかかってきたというものです．調教師もびっくりしたでしょうね．この 3 匹のトラによる受傷は左頭蓋骨を貫通し，わずかながら脳実質にまで到達しました．しかしながら，ICU での治療の末，彼は神経学的な後遺症を残すことなく生還したそうです．驚くべきことに感染症も起こさなかったと報告されています．

　想像するとわかると思いますが，頭蓋骨は丸いボールのようなもので，トラの"猫手"ではがっちりとキャッチすることができません．また，牙を立てたとしても皮下組織が周りを覆っていますので，牙が滑って頭蓋骨に垂直に立てることができなかったのではないかと考えられました．

　躾（しつけ）をしっかりしたペットであったとしても飼い主に襲いかかった症例が報告されていますので（J Neurosurg Pediatr. 2011; 8: 530-4），トラを打ち負かす自信のない方はトラを飼うのはやめた方がよいかもしれません．

緑の髪のミステリー

　朝起きたら髪の毛が真っ白に…！なんていうホラーめいた話は怪談ではよく耳にしますが，皮膚科の領域では髪の毛が**緑色**になる病態があります．
　論文のタイトルもまさにそのまま，「緑の髪のミステリー」．

Hinz T, et al.
The mystery of green hair.
Eur J Dermatol. 2009; 19: 409-10.

　主人公は60歳のグレーの髪をした紳士的な男性です．ある日，彼は1カ月単位で進行する髪の変色に気付いたそうです．グレーの髪にまばらに広がったその色は，なんと**緑色**．頭頂部，前頭部にパラパラと，緑色に変色した領域が現れはじめたのです．原因について，彼には皆目見当がつきませんでした．

　シャンプーのせいではないかと当初考えられました．彼に聞いたところ，もちろん彼はシャンプーを毎日使っていました．朝シャン派だったそうです．もう少し突っ込んで聞いてみましたが，シャンプー以外の育毛剤などは使用していませんでした．家族についても問診しました．家族ももちろん同じシャンプーを使っていましたが，緑色に髪の毛が変色した家族は一人もいませんでした．さあ，まさにミステリーです．一体なぜ彼の髪の毛は緑色になってしまったのか？

　よくよく聞いてみると，どうやら最近古い銅が使われている水回りのパイプに脱カルシウムシステムを設置したようです．そこで論文の著者は，このパイプの銅が原因ではないかと思い立ちました．実は，銅は髪の毛を変色させる作用があるのです．実はこの現象は17世紀の銅職人の間でよく知られたもので，古い書物や文献にも記載されています．過去にスイミングプールにおいて銅が含まれた除藻剤によって髪が緑色になるという報告があります（Hautarzt. 1997; 48: 568-71）．このグレーの髪の男性の家では，脱カルシウムシステムによってパイプ内のpHが低下し，遊離した大量の銅が髪に降り注いでいたものと考えられます．他の家族にこのミステリーが起こらなかったのは，彼だけが色の沈着が目立ちやすいグレーの髪をしていたためでしょう．

　その証拠に，彼の髪の色はペニシラミン含有シャンプーで元に戻ったそうです．ペニシラミンはメルカプト基をもっているため，銅や亜鉛などの重金属と可溶性キレート錯体を形成するので，緑色の髪に対しても有効な治療法とされています．

　もしあなたも髪の毛が緑色になったら，この論文のことを思い出してください．

コラム　医学論文よもやま話①
医学論文の捏造

■ はじめに
　近年，発表された医学論文の妥当性に疑義が生じ，マスメディアに取り上げられることが増えています．中には明らかな捏造であると考えられるケースもあるため，私たち医療従事者もこの事態を真摯に受け止めなければなりません．
　医師は科学者でもあるため，医学論文を書くことが多いです．私は呼吸器内科医をしていますが，専門医試験のために論文が必要です．そのため，私は医師になって5年目で初めて症例報告を書きました．資格のために書き始めた論文ですが，こんなちっぽけな報告でも誰かが医学的利益を享受できるなら，と嬉しい気持ちになったのを覚えています．
　医師の間で，"論文"という言葉は"原著論文"を指すことが多いのですが，症例報告も立派な論文には違いありません．ただ，症例報告と第3相ランダム化比較試験の報告では天と地ほどの差があります．なぜなら，特に大きな組織に属している医師であるほど，その成果によって自身の将来や研究費の決定が左右されるからです．症例報告しか論文を書いていない医師が内科系の教授に登りつめることはおそらく異例ですし，しかるべき研究費も貰えない可能性があります．これだけが原因とは考えていませんが，種々の事情によって医学論文には捏造が起こってしまうのです．

■ 近年の論文捏造
　2012年夏に東邦大学医学部の元准教授が史上最多の172本の論文を捏造したという話題は非常に印象的であり，医師の多くが知っているでしょう．この件に関わった大多数の論文では研究対象が存在せず，多くは小説を書くようにして捏造されたものだという調査結果が報告されています．これは，査読する過程にももちろん問題があるのですが，医学論文そのものが性善説で成り立っていることが問題なのです．共著者には当該試験に寄与した人の名前がズラっと並ぶのですが，全員が独立してデータ解析を行うわけではありません．そのため，たった1人の人間の一存でデータの数値が書き換えられれば，安易に論文の捏造ができ，それが世界に発表される可能性があるのです．東邦大学の件については，Carlisle医師がその内容を糾弾する解析を行っています．

> Carlisle JB, The analysis of 169 randomised controlled trials to test data integrity. Anaesthesia. 2012; 67: 521-37.

東京大学でも，ある医師の論文の捏造が2012年に大きく報道されました．しかもこの医師は，医学論文捏造問題のワーキンググループに入っていたというのです．この論文の捏造は，ウェスタンブロットのバンドが同じ形をしていたことから明るみに出ました．当該医師が携わった論文の掲載誌には，NatureやCellといった有名な医学雑誌が多数含まれていました．

■ グレーゾーン
　医学論文は科学雑誌であると同時に娯楽雑誌でもあります．読者が惹きつけられる論文でなければ，採択されません．全世界の医学雑誌がそういったスタンスから変えてくれれば問題ないのですが，インパクトファクターという雑誌評価に縛られた編集者は，ネガティブスタディ（エンドポイントを達成できなかった試験）よりもポジティブスタディ（エンドポイントを達成できた試験）を選ばざるを得ません．そのため世界中の研究者たちはポジティブスタディを発表しようと躍起になり，捏造が起こってしまうのです．この悪しき螺旋を断ち切ることは困難です．これを防ぐために倫理教育を徹底することや，査読システムを改善すること，罰則を設けるといった処置が考案されていますが，医学論文の捏造はおそらく今後も続くでしょう．
　論文を書く際に，**恣意的**であることは往々にしてあります．たとえば患者が申告する症状やQOLの評価項目を，何とかよい方向に持っていくため，話術で「少しはよくなった」と言わせること．これは厳密には捏造とは違い，非常に恣意的である行為と言えます．また，論文中で強調したいポイントを大々的に書き，あまり突っ込まれたくない部分はあまり書かないという手法も恣意的といえば恣意的です．どこからが科学者として不正にあたるのかは難しいところで，こういった恣意的であるグレーゾーンは広く存在します．

■ 論文捏造に防止策はあるのか？
　少しでも医学論文の捏造を減らしたいならば，捏造をしてまで医学論文を書かなければならないという環境をなくすことだと思います．それには人の出処進退や研究費を決定する評価者がアセスメントクライテリアを変えていくことが肝要になります．あるいは現在行われているように罰則規定をより重いものに変える方法もありますが，前述のようにどこからが不正でどこからが正当なのかグレーゾーンの事例も多く，限られた人件費で綿密な調査を行うことは非常に難しいと思います．他にも，Nature Medicineから面白いアイディアが提唱されています．研究者の人生の中で発表できる論文を合計20に制限してしまえば，必然的に論文の質は上がるだろうという考え方です．研究者から反発の出そうな方法ですが，目の付け所は

非常によいと思います.

> Editorial : What would you do if you could publish only 20 papers throughout your career? Nat Med. 2007; 13: 1121.

　私も呼吸器内科医になってから Chest や ERJ という有名な医学雑誌に何度か投稿したことがありますが,手塩にかけた草稿がレビュアーに回ることなく数日であっさりリジェクトされるととても悲しいものです.自分の論文がもっとインパクトのある結果ならよかったのかも……と頭をよぎることさえありました.この成果が自分の職業的立ち位置を大きく左右するようなことであれば,私ももしかするとグレーゾーンに足を突っ込む可能性があったのではないかと思わずにいられません.

2章

都市伝説を検証する8の医学論文

「大腸ガス爆発」の都市伝説を検証する

「その昔，大腸に電気メスを入れた瞬間，**手術室が大爆発**になったって話があってな……」なんて都市伝説を研修医の時に外科の指導医から聞いたことがあります．冗談だったのか，本気だったのかいまだにわからず，さっそく調べてみました．

すると，真面目に大腸の爆発について論じた論文があったので紹介します．

> Ladas SD, et al.
> Colonic gas explosion during therapeutic colonoscopy with electrocautery.
> World J Gastroenterol. 2007; 13: 5295-8.

下部消化管内視鏡検査の時に，ポリープ切除に対してレーザーを用いることがあります．これによって大腸に引火することはきわめてまれですが，実際にそういった報告はあります．過去の文献を検索したところ，20例もの症例が報告されていました（図5）．45％の患者さんが消化管穿孔を併発しており，この爆発事

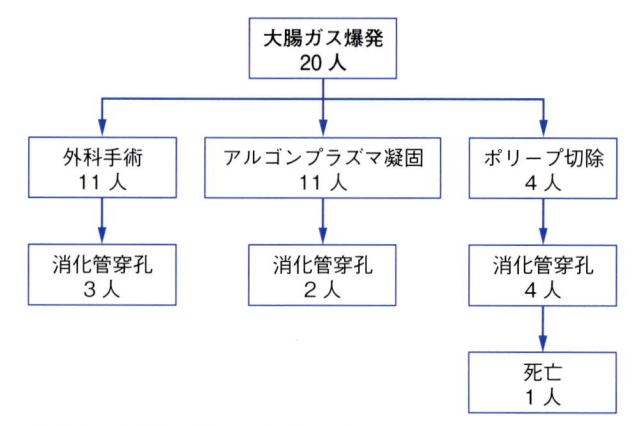

図5 ● 大腸ガス爆発の内訳 (Ladas SD, et al. World J Gastroenterol. 2007; 13: 5295-8)

故によって1人が死亡しています (Gastroenterology. 1979; 77: 1307-10).

　大腸の中に発生するガスのうち，引火する可能性があるものは水素とメタンです (Gastroenterology. 1970; 59: 921-9)．当然ながら，腸管前処置をしない状態ではガスの濃度が高くなることが予想されます．そのため，事前に適切な腸管前処置をせずに手技に踏み切ると爆発事故の可能性が高まると考えられています．

　また，マンニトールやソルビトールなどの処置によって腸管内ガスの濃度が上昇する可能性があるため注意が必要です (Gut. 1984; 25: 361-4, Lancet. 1981; 1: 634-6, Dig Dis Sci. 2000; 45: 2357-62).

　これを読んで，あながち"医学の都市伝説"もバカにできないなあと思いました．実際にこういった事故を見聞きしたことはありませんが，都市伝説だと思い込んでいると足元をすくわれるかもしれませんね．しかし，手術室が吹っ飛ぶくらい爆発するというのはさすがに言い過ぎだと思います．

床に落ちた食べ物は安全か？
── 「5秒ルール」の妥当性

　3秒ルールや5秒ルールという言葉があります．日本では前者の方がメジャーでしょうか．落とした食べ物を3秒ないし5秒以内に拾えば，安全だという迷信です．Wikipediaによれば，日本だけでなく北米からイギリスまで世界的規模で認知されているそうです．

　そんな国際的にコンセンサスのあるルールを真面目に検証した論文があります．

> *Dawson P, et al.*
> *Residence time and food contact time effects on transfer of Salmonella Typhimurium from tile, wood and carpet: testing the five-second rule.*
> *J Appl Microbiol. 2007; 102: 945-53.*

この研究は，簡単に言うと Salmonella Typhimurium（ネズミチフス菌）が木，タイル，カーペットからボローニャソーセージやパンに短時間で"移る"かどうかを検証した研究です．菌が"移る"という表現が妥当かどうかわかりませんが，ここでは便宜的にこう記載させてください．S. Typhimurium で5秒ルールのすべてを語ることはできないだろうと思いますが，非常に参考になる研究だと思います．

　まず，S. Typhimurium は木，タイル，カーペットという環境下であっても28日後も生き続けることがわかりました．それを踏まえて，これらの菌がボローニャソーセージやパンに移るのかどうか検証しました．接触時間は5秒，30秒，60秒の3パターンです．その結果，たった5秒であっても菌の移動が観察されました（図6：タイルからボローニャ）．ただし，カーペットからボローニャへの移動は，木やタイルと比較すると少なかったと報告されています．

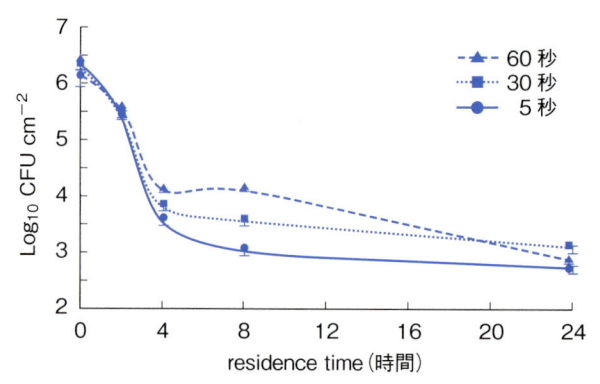

図6 ● タイルからボローニャへ移動した菌の residence time
(Dawson P, et al. J Appl Microbiol. 2007; 102: 945-53)

　この研究によって，微生物は容易に食べ物へ移って定着することが明らかになりました．似たような研究を探してみましたが，レタスについても微生物の移動が報告されています（J Food Prot. 2003; 66: 2231-6）．ただし，それがどの程度医学的な影響を及ぼすかについては誰にもわかりません．この試験でわかったことは「5秒ルールには根拠がない」ということです．

　個人的には，落ちた食べ物に「フーフー」することが微生物学的に意味がある行為かどうか調べてほしいです．

コーラは骨を溶かす？

　コーラというのは商品名ではありません．コーラ（Cola）という名称はコーラの実（kola nuts）から抽出したほろ苦い味のコーラ・エキスを用いていた歴史に由来しています（現在はコーラの実は含まれていません）．現在使用されている香味料の主成分は砂糖やシトラスオイル，シナモンなどです．酸味の多くはリン酸由来のもので，商品によってはクエン酸やその他の酸を含んでいます．
　「コーラばかり飲んでいると骨が溶ける」という都市伝説がありました．個人的には何の根拠もないことだと思ってスルーしていました．しかしながら，真面目にコーラと骨密度の関係を調べた論文があります．

> *Tucker KL, et al.*
> *Colas, but not other carbonated beverages, are associated with low bone mineral density in older women:*
> *The Framingham Osteoporosis Study.*
> *Am J Clin Nutr. 2006; 84: 936–42.*

　この報告は，Framingham 骨粗鬆症研究のデータに基づいています．1,413人の女性，1,125人の男性について，食事に関するアンケートと骨密度のデータが解析されました．この試験結果によれば，コーラの飲用は女性の大腿骨の骨密度を有意に低下させました（図7）．しかしながら椎体や男性にはこの有意な低下はみられませんでした．毎日のようにコーラを飲んだ場合，骨密度の低下は比較的顕著でした．
　前述したように，コーラには酸味料としてリン酸が使われています．しかし，他の炭酸飲料にはほとんど使われていません．そのため，もしかするとリン酸が骨に悪影響を与えるのかもしれません（J Clin Epidemiol. 1999; 52: 1007–10）．ただこの報告によれば，たとえ毎日コーラを飲んだとしても，明らかにリンの摂取が多いとは言えませんでした．なお，非コーラ炭酸飲料飲用と骨密度との相関はみられませんでした．
　飲料がどこまで骨粗鬆症のリスクになっているのかは議論の余地がある分野で

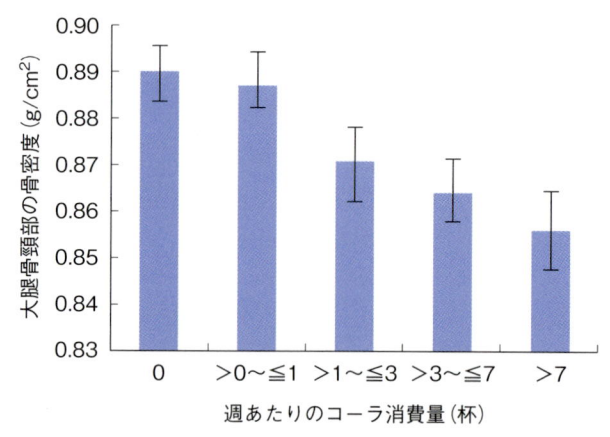

図7 ● 女性のコーラ消費量と大腿骨頸部の骨密度
(Tucker KL, et al. Am J Clin Nutr. 2006; 84: 936-42)

すが，おそらく毎日コーラを飲むことで問題なのは，骨密度ではなく2型糖尿病ではないのかと思いました．まあそれはコーラに限ったことではありませんが……．少なくとも野菜ジュースを飲んでいる方が健康的ではあります．

逆子（骨盤位）は遺伝する？

骨盤位，いわゆる逆子（さかご）は母親の骨盤の形（Am J Obstet Gynecol. 1973; 116: 239-51），胎盤の異常（Acta Obstet Gynecol Scand. 1978; 57: 371-2），双角子宮などの子宮の異常（Int J Gynaecol Obstet. 1991; 35: 215-9）がリスクとされています．他にも母体の抗痙攣薬の使用，高齢出産，早産，多胎，児の奇形などいくつかのリスク因子が知られています．

逆子は遺伝する」という都市伝説がありますが，「遺伝なんてしない」，「遺伝はありうる」と見解が分かれています．医学論文のトップジャーナルが，この都市伝説のような問いかけに1つの答えを提示しました．

> Nordtveit TI, et al.
> Maternal and paternal contribution to intergenerational recurrence of breech delivery: population based cohort study.
> BMJ. 2008; 336: 872-6.

　これは，1家系2世代にわたる骨盤位の影響を調べたノルウェーのコホート研究です．骨盤位は遺伝しうるという"骨盤位再発仮説"を検証したものです．この研究には，母子451,393ペア，父子295,253ペアが登録されました．大人および出生児の出生状況を調査し，出生児が骨盤位になる可能性がある因子を検索しました．

　その結果，骨盤位で出生した大人にとっての最初の出生児は，頭位分娩で出生した大人と比較すると骨盤位になるリスクが高いという結果でした（父：オッズ比2.2，95％信頼区間1.8～2.7，母：オッズ比2.2，95％信頼区間1.9～2.5）．父親と母親の両方が同程度に子に骨盤位のリスクをもたらすという結果には驚かされます．

　骨盤位は周産期の児にとってリスクが高いものであることに異論はありません（BMJ. 1996; 312: 1451-3）．親の問診によってそのリスクをある程度推定できるかもしれません．

ロックが好きな青少年は非行に走りやすい？

　「ウチの子は赤ちゃんの頃から毎日モーツァルトを聴いて，小学校に入る頃にはバッハやベートーヴェンを聴いておりますの，オホホホ～」なんて家庭もあるかもしれませんが，子どもの頃から音楽に親しんでいるかどうかで非行が増える・減るという研究があります．

Ter Bogt TF, et al.
Early adolescent music preferences and minor delinquency.
Pediatrics. 2013; 131: e380-9.

　この研究は，青少年をポピュラー音楽に触れさせることで非行が減るのではないかという，"Music Marker Theory（MMT）"を検証した縦断的研究です．12〜16歳までの4年間行われた試験で，合計309人（149人が男児，160人が女児）が登録されました．音楽の嗜好や非行については子どもに対してアンケートを行いました．非行に含まれた行為としては，万引き，暴力行為，ケンカ，街中のスプレーグラフィティ（落書き）などがあげられます．

　この試験でわかったことは，ロック（ヘビメタやパンクなど），アフリカン・アメリカン音楽（ブルースやヒップホップなど），エレクトロニックダンス音楽（トランスやテクノなど）といったいわゆる"イケイケ"な音楽は非行の増加に関連しており，伝統的なポップ，クラシック，ジャズといった穏やかな音楽は非行と関連がみられなかったというものです．……"イケイケ"って死語ですかね．

　コワそうな人達が街中でクラシックやジャズを聴きながらたむろしている場面は想像できないので，確かにそういった方々はロックを好むのは理解できます．しかしながら，ロック音楽が好きだからといってイコール非行というのは何だか短絡的な気もします．教育環境も大事ですし，一概に音楽だけが非行のリスクだとは言えないと思います．ただ，こういった観点の研究はあまり多くありませんので，一父親として参考になります．と
いうわけで，息子にはクラシックを聴かせています．

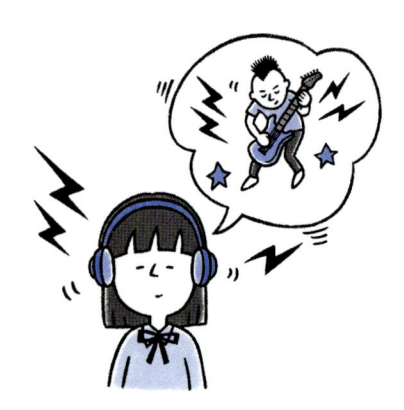

指の関節を鳴らしすぎると関節炎になる？

　指をポキポキと鳴らすと，関節が太くなる，関節炎になるといった都市伝説があります．私も，よく指を鳴らしてしまうのですが，別に気持ちいいわけではなくクセになっている人がほとんどでしょう．

　紹介するのは，長年かけてこつこつと自分の手を対象にして研究を続けた1人の医師の話．

> Unger DL.
> Does knuckle cracking lead to arthritis of the fingers?
> Arthritis Rheum. 1998; 41: 949-50.

　これは原著論文ではなく，Letters to the editor です．この著者は，子どもの頃に「関節をポキポキ鳴らすと関節炎になるわよ」という格言を聞いて育ってきたそうです．この仮説を確かめるため，彼は1つの研究を思い立ちました．

　──少なくとも1日2回左手をポキポキ鳴らし，右手は基本的にポキポキ鳴らさないようにする生活を続けるとどうなるか．この研究を筆者自身が体現すること．それも50年という長期間にわたって．

　なんかこの研究を立案するだけで壮大なドラマになりそうです．それにしても幼少期にこのポキポキに興味を持って医師になったのでしょうか．彼のこの研究は"self-controlled study"です．

　その結果，左手の関節を鳴らした回数は少なくとも36,500回を超えたそうです．そして研究を終えたとき，彼は左右の自分の手について関節炎の評価を行いました．彼にはもう答えはわかっていたのでしょう．どちらの手にも関節炎はありませんでした．関節をポキポキ鳴らしても，関節炎になることはなかったのです．ただしこれはサンプル数が1というきわめて限定的な研究であるため，大規模な試験を組まなければ断言はできません．

　他にも手をポキポキ鳴らすことで関節炎になるかどうかを調べた報告があります（West J Med. 1975; 122: 377-9）．これによれば，やはり関節をポキポキ鳴らしても関節炎にはならないという結果でした．また，変形性関節症の発症につい

ても関連性は否定されています（J Am Board Fam Med. 2011; 24: 169-74）．一方で，関節炎は起こさないものの関節の腫脹や握力の低下をもたらすのではないかと論じた論文もあります（Ann Rheum Dis. 1990; 49: 308-9）．

　ちなみに私も中学1年の頃から指をポキポキ鳴らすクセがありますが，PIP関節がこころなしか左右に膨らんでいるような気もします（図8）．指輪がいつもPIP関節にひっかかるのです．というわけで，結婚指輪は普段はつけていないのです．妻はあまりいい気分じゃないでしょうが，「病院内でつけていると感染リスクになるんだよ」と言っています．

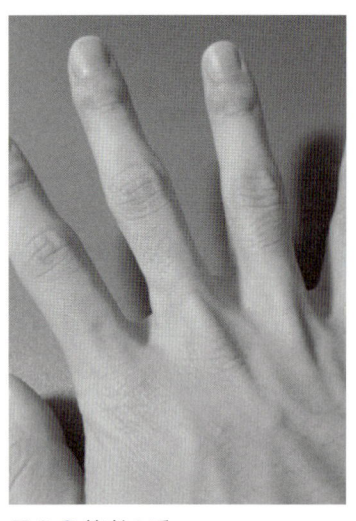

図8 ● 筆者の手

電子機器は精子の運動性を低下させる？

　携帯電話をポケットに入れていると精子がやられる，という都市伝説のような話があります．実はこれについては真面目に研究が実施され，議論され続けている分野なのです．

　時に電車の中で座ってノートパソコンを触っているビジネスマンがいますが，実はそのスタイルは精子によくないのかもしれません．新幹線のように前にテーブルがあればよいのでしょうが…．

> *Avendaño C, et al.*
> *Use of laptop computers connected to internet through Wi-Fi decreases human sperm motility and increases sperm DNA fragmentation.*
> *Fertil Steril. 2012; 97: 39-45.e2.*

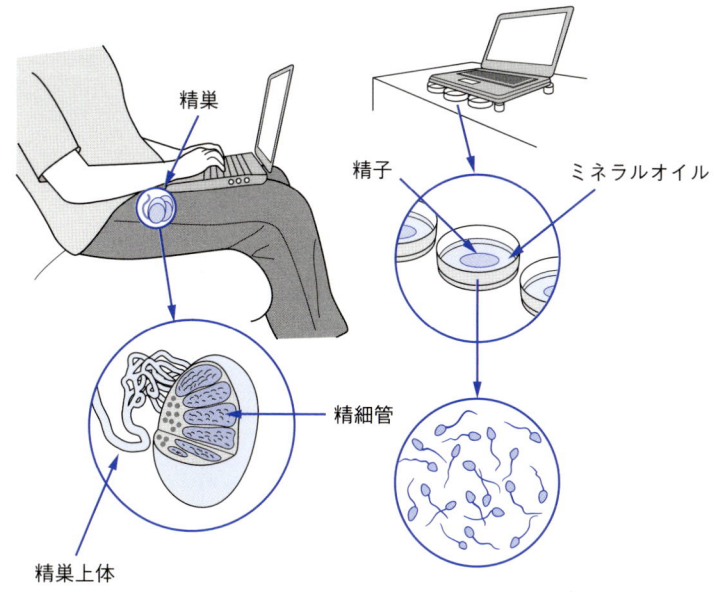

図9 ● 本研究のコンセプト（左：想定される状況，右：本研究）
(Avendaño C, et al. Fertil Steril. 2012; 97: 39-45. e2)

　Wi-Fiに接続しているノートパソコン（ラップトップパソコン）を膝の上に載せている場合の，男性の精子に対する影響を調べたものです．29人の健康な男性の精子を検体として用いました．運動精子はswim up法によって選別されました．精子のうち一方は，Wi-Fiにつながったパソコンから3cmの距離に置いて電磁波を4時間照射し，もう一方は電子機器のない別の部屋に置きました．この3cmという距離は，ノートパソコンを膝の上で使用した状態で精巣に与える影響を考慮したものです（図9）．その後，両方の精子を調べて生存率，運動率，DNAの異常を比較しました．

　その結果，精子の生存率について差はありませんでした．しかし，ノートパソコンを近くに置いた群の運動率は68.7%で，パソコンを置いていない群の80.9%と比較して有意に低いという結果が得られました（図10, $p < 0.01$）．また，ノートパソコンを近くに置くことでDNA断片化も引き起こすことがわかりました．しかし，ノートパソコンのWi-Fi通信を切った状態では，精子には何の影響もなかったとのことです．

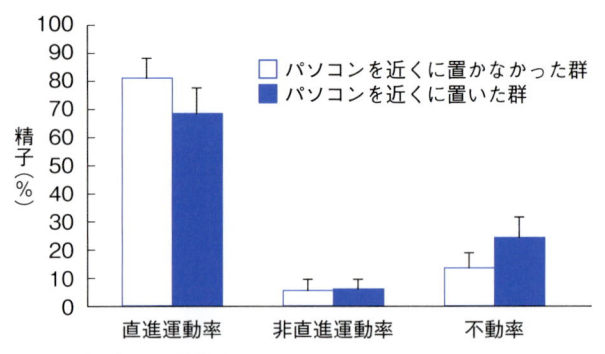

図 10 ● 精子の運動率 (Avendaño C, et al. Fertil Steril. 2012; 97: 39-45. e2)

　もちろん，電子機器だけで男性不妊を起こすことを証明した研究ではありませんので，あくまで運動率が低下するだけと考えてよいと思います．しかし，少しでも精子にとって快適な環境を提供するのであれば，ノートパソコンやタブレットPCなどはできるだけ膝の上や生殖器のそばには置かない方がよいでしょうね．
　ちなみに，携帯電話も精子の運動性を低下させると報告されています（Environ Int. 2014; 70C: 106-12）．これらをふまえると，都市伝説は正しかったと結論づけてもよさそうですね．

「吊り橋理論」の真実―ジェットコースターのドキドキは恋愛を成就させる？

　ご存知の人も多いと思いますが，**「吊り橋理論」**とは，カナダの心理学者であるダットンとアロンによって，1974年に発表された実験による学説です（J Pers Soc Psychol. 1974; 30: 510-7）．Wikipediaによれば，実験の概要は以下のようなものです．
　―――実験は，18～35歳までの独身男性を集め，渓谷に架かる揺れる吊り橋と揺れない橋の2カ所で行われた．男性にはそれぞれ橋を渡ってもらい，橋の

中央で同じ若い女性が突然アンケートを求め話しかけた．その際「結果などに関心があるなら後日電話をください」と電話番号を教えるということを行った．結果，吊り橋の方の男性からはほとんど電話があったのに対し揺れない橋の方からはわずか1割くらいであったというものである．揺れる橋での緊張感を共有したことが恋愛感情に発展する場合があるということになる．

　現代版「吊り橋理論」の実証とも言える研究を紹介したいと思います．ただし，舞台は吊り橋ではなくジェットコースター．

> *Meston CM, et al.*
> *Love at first fright: partner salience moderates roller-coaster-induced excitation transfer.*
> *Arch Sex Behav. 2003; 32: 537-44.*

　この研究は，アミューズメントパークにいた男性と女性に対してジェットコースターの搭乗前あるいは搭乗後に平均的な異性の写真をみせて，魅力的かどうか判定をしてもらったものです．魅力的かどうかの判定に加えて，デートをしたいか，キスをしたいか，と結構突っ込んでインタビューしています．そして，一緒にジェットコースターに乗る相手についてもインタビューしました．この研究は**興奮転移理論**（excitation transfer theory）を調べたもので，ジェットコースターで感じる興奮が，異性に対する魅力に"転移"するのではないかという仮説に基づいています．ちなみに平均的な異性の写真というのは，1から10点の魅力スコアのうち事前の評価で4〜5点を満たした写真ということです．好みが分かれたら困りますから，写真を準備したのは男女それぞれ1枚だけです．

　その結果，恋人ではない相手と一緒にジェットコースターに乗った後では，第三者の異性の写真を高く評価することがわかりました（図11，p = 0.012）．しかしながら，恋人と一緒に乗った後では有意な影響はありませんでした．すなわち，付き合っていない男女がジェットコースターに乗ると，少なくとも第三者の方へ目が行ってしまう可能性があるということです．これは恋愛を成就させるための「吊り橋理論」として，失敗と言えるでしょう．また，一緒にジェットコースターに乗った相手に対しても，魅力スコアを上昇させることはなく，むしろ低めに評価されるという傾向にありました（図11）．

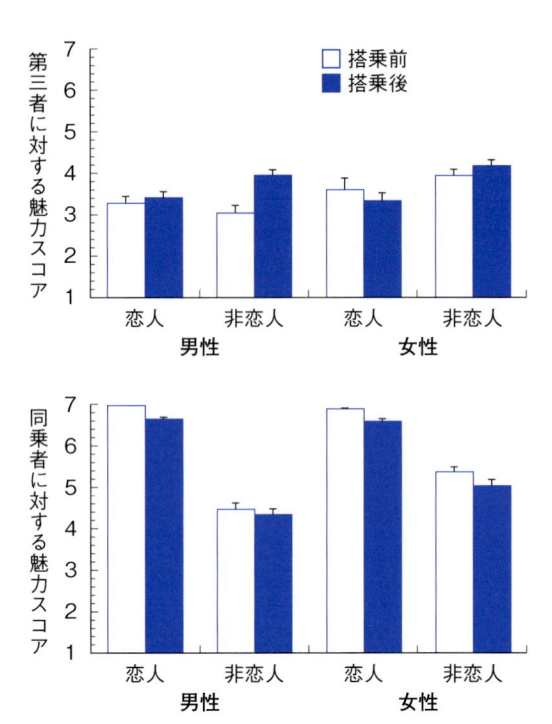

図 11 ● 第三者の異性および同乗者に対する平均魅力スコア±標準誤差
(Meston CM, et al. Arch Sex Behav. 2003; 32: 537-44)

　付き合っていない男女がクリスマスイルミネーションなどのライトアップを見に行くと恋が芽生えるのではないかと考えたことがあります．

　　　清水へ　祇園をよぎる桜月夜　こよひ逢ふ人　みなうつくしき

　こう歌ったのは『みだれ髪』の作者である与謝野晶子．待ち人を想って桜月夜の下を行き交う人は，皆美しいという意味です．「吊り橋理論」がそう見せているのかどうかわかりませんが．京都では紅葉や桜のライトアップを見に行くと，男女のカップルが多いです．私も京都の研修医時代によく見に行ったものです．男同士で行って，ラーメンを食べて帰るというロマンもへったくれもないものでしたが．

コラム　医学論文よもやま話②

医学論文を最も簡単に検索する方法は？

■ はじめに

「論文を検索して…」という言葉を出すだけでアレルギー反応を呈する研修医が結構います．これは論文の検索法をしっかり教わっていないからではなく，効率よく論文を検索できない煩わしさが主たる原因ではないかと考えています．

■ ググってみよう

「PubMed？　うーん，無理です，難しいです」と，PubMed という言葉を出すだけでも NG なんていう研修医も少なくありません．そういう論文検索嫌いのドクターにとって，**実は Google などの検索エンジンは非常に有用なツールに変化します**．Google scholar という専門エンジンもありますが，もっと敷居を下げて一般的な Google で検索してみましょう．

■ 「キーワード＋ et al」

たとえば，最近発表された肺癌の論文で抄読会に使えそうなものはないか探してみましょう．ここで重要なポイントは，**①キーワードをクォーテーションマーク「"」「"」などでひとくくりにすること**，**②「et al」をキーワードに入れること**，の 2 点です．

①について．クォーテーションマークでキーワードをくくることで効率的な検索ができます．これは Google のみならずすべての検索エンジンに共通のテクニックなので覚えておきましょう．たとえば，red blood cells と検索すると，「red」，「blood」，「cells」が別々に検索されてしまうため，赤血球のみを効率よく検索できないというデメリットがあります．実は，"red blood cells" とクォーテーションマークでくくることでその範囲に入っている単語すべてをひとくくりにして分けずに検索することが可能なのです．

②について．"et al" と検索ワードに追加して入れることで科学論文のみを効率的にひっかけることができます．

最後に，ウェブサイトの更新情報の時間を指定しましょう．ホットな論文を調べたければ，たとえば詳細検索で「1 週間以内」と指定すればいいのです．

これを執筆している 2014 年 4 月 11 日時点での非小細胞肺癌に関する 1 週間以内のホットな論文を調べてみると，セリチニブの NEJM の論文が一番に出てきました．ふむふむ，実際の情報とほとんど乖離はありません．2 件目にはクリゾチニブのコストに関する JCO の論文がヒットしています．

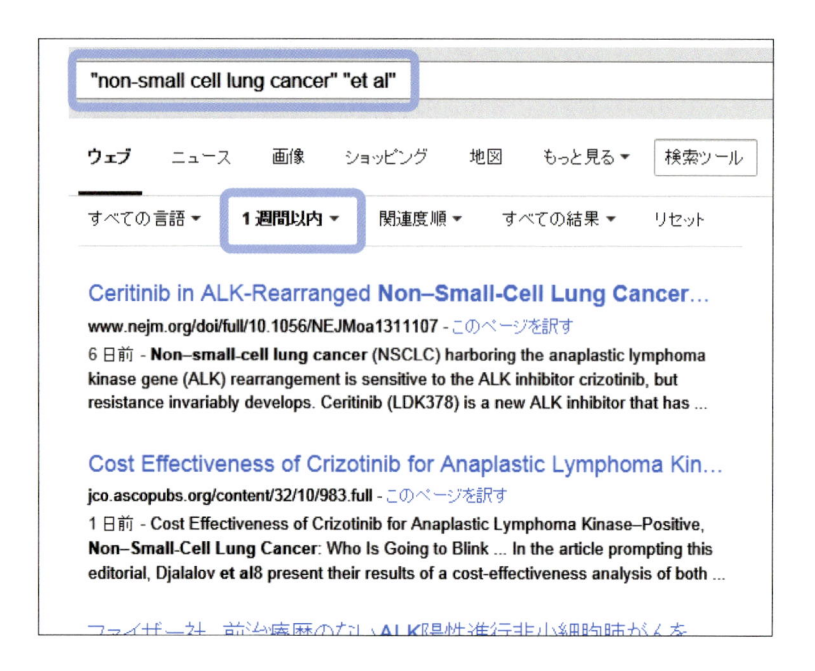

■ おわりに

　PubMed も Google scholar も簡単に検索するために開発されたツールなのですが，初心者にとっては敷居の高い専門的ツールにうつることがあります．しかし，使い慣れた検索エンジンであっても，上記のような小さな作業だけで簡単に医学論文は検索できるのです．どうでしょう，医学論文の検索の閾値が少し下がりませんか？

3章

ふとした疑問を解き明かす
8の医学論文

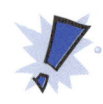

ハリー・ポッターの頭痛を真面目に診断してみた

　ハリー・ポッターについて知らないと，この論文の意味がわからないかもしれません．私もそこまで詳しいわけではなく，本を何冊か読んで映画をいくつか観たことがあるくらいです．

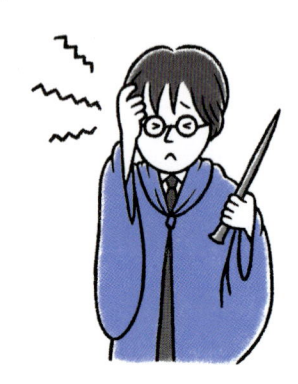

　一体どういうわけか，頭痛の専門家の間で「ハリー・ポッターの頭痛の診断は何か？」という議論が勃発したことがあったのです．そのきっかけになったのは 2007 年の論文（Headache. 2007; 47: 911-6）でした．この論文は，ハリー・ポッターの頭痛についてマグル（人間）における ICHD-II（International Classification of Headache Disorders, 2nd edition）の分類でおそらく片頭痛の診断でよいだろうと結論づけました（マグルというのはハリー・ポッター中に出てくる用語の 1 つで，魔法使いに対比させた"人間"を意味する言葉です）．

　この論文には異論がいくつも出ましたし（議論がここまで白熱することも興味深いですが），他の鑑別診断も投稿されました．しかし 2012 年の報告で，とある診断名が最も妥当なものだろうと結論づけられました．

> Mohen SA, et al.
> Harry Potter and nummular headache.
> Headache. 2012; 52: 323-4.

その疾患名は「**貨幣状頭痛（nummular headache）**」です．うーん，私は呼吸器内科医なので詳しくありませんが，頭痛の専門家にとっては有名な疾患なのでしょうか．ちなみに専門家の間でもハリー・ポッターの頭痛の分類としては，この診断で間違いないだろうとコンセンサスを得ているそうです（反論もありますが）．この頭痛は，局所構造物に病変が存在しない状態で起こる，頭部のきわめて限局した円形〜楕円形領域の痛みを伴います．痛みは慢性ですが，持続的なものと数週間〜数カ月にわたって自然寛解するものがあります（Cephalalgia. 2009; 29: 379-83）．

確かに臨床的特徴としてはこの診断でよいのかもしれません．しかし，おそらく作者はそこまで考えていないでしょうし，何よりこの作品はフィクションです．

それでも，真剣にハリー・ポッターの頭痛について議論し合うことが許される医学論文の風土というのは，個人的にはとても好きですが．

魚を食べないと，胎児の知能が低くなる？

今でも時折メディアに取り上げられている水俣病は，魚介類に含まれるメチル水銀が原因であると考えられています．有毒な魚介類を摂取すれば，児の認知機能などに重大な障害を与えることは想像に難くありません．しかしながら，厚生労働省が実施している調査によれば，平均的な日本人の水銀摂取量は健康への影響が懸念されるようなレベルではないとのことです．

魚介類の摂取をしないことの方がむしろ妊婦にとっては児に悪い影響を与えるのではないかという研究があります．紹介するのは海外の文献ですが．

> *Hibbeln JR, et al.*
> *Maternal seafood consumption in pregnancy and neurodevelopmental outcomes in childhood (ALSPAC study): an observational cohort study.*
> *Lancet. 2007; 369: 578-85.*

魚介類にはω-3脂肪酸が豊富に含まれており，胎児の神経学的発達に不可欠とされています．しかしながら，魚介類の摂取を週あたり340gに制限するよう女性に指導する国もあります．この研究はその疑問点を解決すべく，妊婦の魚介類の摂取と児の発達との関連を調べたものです．11,875人の妊婦が食に関するアンケートに答えました．生後6カ月から8歳までの児の発達，行動，認知アウトカムに対して魚介類の摂取がどの程度影響を与えるかを調べました．魚介類の摂取については，非摂取群，少量摂取群（週あたり1～340g），通常摂取群（週あたり340g超の摂取）の3グループに分けられました．

　この結果，魚介類摂取が週あたり340g以下と少ない場合，児の言語性知能指数が低くなるリスクが高い※という結果でした（図12）．

※正確には最小四分位に含まれる児の頻度が増える．

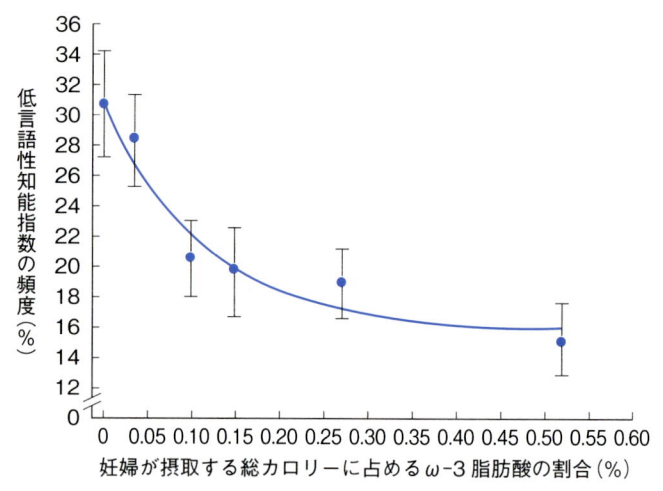

図12 ● ω-3脂肪酸と児の言語性知能指数の関係
(Hibbeln JR, et al. Lancet. 2007; 369: 578-85)

　この研究は，魚をむしろ食べた方が児にとって有益であるとも受け取れます．しかしながら，この結論から「妊婦はどんどん魚を摂取したらよい」という帰結が確実に正しいとは言えないとする立場を取る研究者もいます（Lancet. 2007; 369: 1167）．

　厚生労働省によれば，バンドウイルカ，コビレゴンドウなどの大型の動物はかなり間隔をあけて摂取した方がよいとしています．ただ，イルカやゴンドウクジ

ラなんてそうそう食べません．キンメダイ，メカジキ，クロマグロ，メバチマグロ，エッチュウバイガイ，ツチクジラ，マッコウクジラなどは週1回程度にとどめるよう記載されています．マグロの中でも，キハダ，ビンナガ，メジマグロ（クロマグロの幼魚），ツナ缶は通常の摂食で差し支えないそうです．

小児のテレビ外傷が増加した理由とは？

　子どもができてから，家の中にあるものに注意を払うようになりました．スマホやら時計やら，手当たり次第に触りまくるので，壊れた家具は数知れず…．一方で，親が注意することで防げる外傷はたくさんあります．テレビもその1つ．

> De Roo AC, et al.
> Television-related injuries to children in the United States, 1990-2011.
> Pediatrics. 2013; 132: 267-74.

　「テレビ関連外傷」なんて聞いてもその状況を頭に思い描くことができる人はそうそういないと思いますが，これはそのまま字面を解釈してもらって結構です．テレビが倒れたり，テレビにぶつかったりして外傷を負うことを指します．アメリカの病院の救急部でテレビに関する外傷を負った18歳未満の小児を1990年から2011年まで調査しました．

　調査の結果，380,885人の小児がテレビ関連外傷として治療を受けていました．これはすなわち，年あたりアメリカ国内で17,313人の小児がテレビ関連外傷を経験していることになります．比較対象も何もありませんが，たぶんかなり多いと思います．テレビ関連外傷で受診した小児の年齢中央値は3歳でした．分布を見る限り，圧倒的に1〜3歳が多いですね（図13）．

　年月を経ても全体の外傷数はさほど変わらなかったのですが，テレビの転落事故は近年になるにつれて有意に増加していきました（図14）．

　外傷パターンが変化している理由として，液晶テレビの普及があげられます．

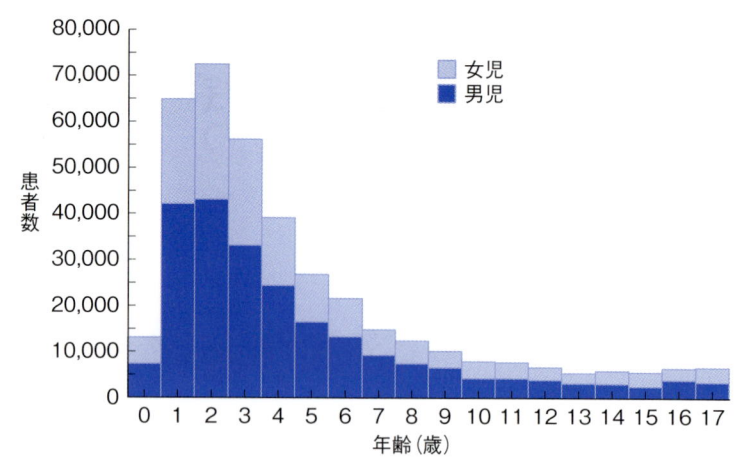

図 13 ● 1990 年から 2011 年までの年齢・性別ごとのテレビ関連外傷
(De Roo AC, et al. Pediatrics. 2013; 132: 267-74)

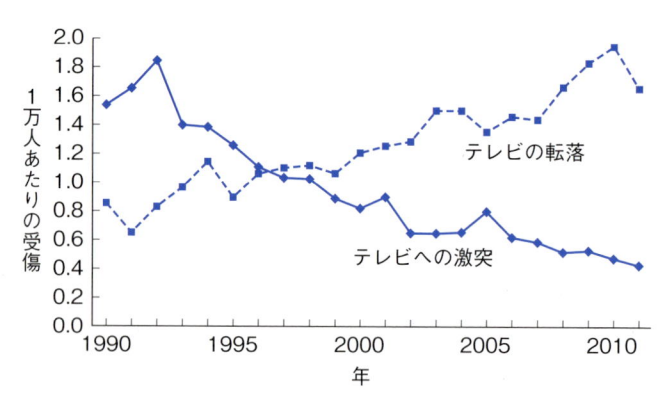

図 14 ● テレビ関連外傷の受傷パターンの経時的変化
(De Roo AC, et al. Pediatrics. 2013; 132: 267-74)

　液晶テレビは軽量化されており，容易に転落しやすいという点があります．高い場所に液晶テレビを置くと，ちょっとした衝撃で転落することがあるため，家具の配置には注意しなければなりませんね．

規則正しい睡眠をとらなければ子どもの成績が落ちる？

　多くの医師は帰宅が遅くなってしまい，愛するわが子と触れ合う時間が少ないことに不満を持っているのではないでしょうか．20時に帰宅しても，すでに就寝している子どももいるでしょう．子どもが遅くまで起きていると健康によくないのではないかと考え，お父さんは会えないわが子の寝顔を見ながらグッとこらえるわけです．

　さて，規則正しい生活が健康によいという点には異論はないと思います．しかし，これを研究した論文はあまり多くありません．特に成人になってしまうと，食生活についての研究は組みやすいのですが，睡眠や趣味といった生活リズムの研究はなかなかハードルが高いようです．

　紹介するのは，子どもの就寝時間と学業の話題です．

> Kelly Y, et al.
> Time for bed: associations with cognitive performance in 7-year-old children: a longitudinal population-based study.
> J Epidemiol Community Health. 2013; 67: 926-31.

　子どもの就寝時間と認知機能との関連についてはほとんどわかっていません．そのため，この研究は早寝することが7歳の子どもにおける認知テストのスコアにどのような影響をもたらすか検証したものです．11,178人の子どもを対象に就寝時間を調査し，読解力・計算力・空間認識能力の発達との関連性を調べました．

　その結果，不規則な就寝時間の7歳女児の場合，読解力・計算力・空間認識能力の低下と関連していましたが，7歳男児の場合は関連していませんでした．一方，3歳時点での不規則な就寝時間は，男女ともに読解力・計算力・空間認識能力の低下と関連していました．

　この研究だけでなく，多くの研究で男女差があることが少し疑問だったのですが，いずれにしても不規則な生活は子どもの成績を下げる可能性がありま

す．中国でも睡眠不足が言語性知能指数の低下につながるという報告があります（Zhongguo Dang Dai Er Ke Za Zhi. 2013; 15: 866-9）．また，子どもの情緒面にも影響するという研究もあります（J Child Neurol. 2009; 24: 816-22）．

最近では小児の肥満と睡眠時間の関連が研究されており，短い睡眠時間は小児の肥満を増加させるのではないかと指摘されています（Sleep. 2008; 31: 71-8, Pediatrics. 2013; 132: e1473-80）．その一方で，長すぎる睡眠も攻撃的な子どもになってしまうこともあるそうで，いやはや落としどころが難しいですね（Sleep Med. 2009; 10: 66-74）．また，不規則な睡眠だけでなくテレビの見すぎもよくないのではと考えられています．子どもとテレビの関連については4章で紹介しましょう．

ピアノを学ぶ生徒が手の障害を訴える割合は？

私は大学生の頃にピアノに没頭した時期があり，その頃に腱鞘炎に悩まされました．大学の整形外科の講義の時に講師の先生に相談して，結局「ピアノの打鍵が力みすぎ」という結論になりました．ピアノを長らくやっている方はご存知と思いますが，ピアノを続けていくためには「脱力」という技術が必要不可欠です．要は，力が入ってると手がやられてしまうのです．

さて，ピアノを学ぶ生徒のうち回答の得られた生徒の半数近くが手の障害を訴えていたという興味深い研究があります．

> Revak JM.
> Incidence of upper extremity discomfort among piano students.
> Am J Occup Ther. 1989; 43: 149-54.

この研究の目的は，フィラデルフィア地域にある7つの音楽学校においてピアノの練習による上肢の障害の頻度を報告したものです．232人の生徒に対して2ページにも及ぶアンケートが行われました．そして，71人（31%）から回答が得

部位	報告 (%)
手指	49
手首	16
前腕	19
肘	6
上腕/肩	10
合計	100

表3 ● ピアノによる障害部位

られました．ダイレクトメールが許可された学校では89％の回答率だったそうです．

　回答者のうち，68％が女性でした．71人のうち30人（42％）が1週間以上続く上肢の障害を訴えていました．障害を訴えた生徒の86％が女性，70％が25歳未満の若い生徒でした．上肢の障害の中でも疼痛が最も多く報告されたもので，ほとんどが手首よりも遠位の障害だったそうです（表3）．

　障害を訴えた生徒のうち26人（87％）が，練習を中断したり調整したりする必要がありました．ほとんどの生徒は6カ月近くにおよぶ機能障害を訴えました．

　原因についてはピアノの練習のしすぎと答えた生徒がほとんどだったそうです．冒頭で述べたように，「脱力」ができていない生徒が多いということなのかもしれません．最近のピアノ教室では，最初に手の形をしっかり学ばせてから打鍵を教えるようにしているところが多いと聞きます．

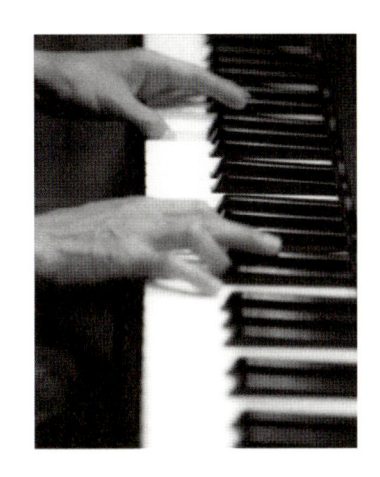

1分間のブラッシングで抜ける髪の正常値は？

「1日100本くらいは抜けても正常と言われています」なんて教えられたことがありますが，実際のところ何本くらい抜けるのか調べた研究はあまり多くありません．そもそも脱毛の測定を大規模に実施することが困難だからです．

私は幸いにも脱毛には悩まされない家系のはずですが（たぶん），私の同級生でもそろそろ薄毛を気にする人が増えてきています．「男性ホルモンが活発な証拠だよ！」なんて励ます方もいますが，男性ホルモンが多くて一体何の得になりましょうか．

> Wasko CA, et al.
> Standardizing the 60-second hair count.
> Arch Dermatol. 2008; 144: 759-62.

男性の"標準化60秒毛髪計測（standardized 60-second hair count）"の正常値を調べた研究です．この60秒毛髪計測とは何かと申しますと，実に簡単．60秒間クシやブラシで頭をシュッシュッとブラッシングして，抜けた髪の毛を計測するというものです．シュッシュッが強すぎるとたくさん抜けそうな気がしますが，そこは突っ込まないでください．

さて，皆さんはこのブラッシングで何本抜けるでしょうか．5本？ 10本？ 20本？

この研究には，脱毛症のない20歳〜60歳までの健康な男性60人に参加してもらいました．30人が20歳〜40歳の若年者層，残りの30人が41歳〜60歳の高齢者層という内訳です．かなり広範囲の年齢層で調査を行っていますね．被験者はカウント前から1日1回シャンプーを行うよう義務づけられ，その後シャンプー前にこの60秒の計測を開始しました．信頼性を確認するため，6カ月後にも同様の計測を行いました．合計6日間の計測結果を解析しました．

その結果，若年者層では平均10.2本，高齢者層では平均8.9本の脱毛がみられました．図15に示す通り，個々にばらつきはありますが，年齢による差はなさそうです．といっても，脱毛症がない人を登録していますから，いわゆる薄毛の

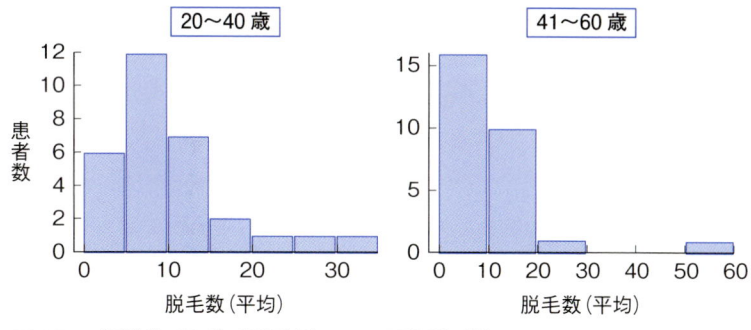

図15 ● 標準化60秒毛髪計測による平均脱毛数
(Wasko CA, et al. Arch Dermatol. 2008; 144: 759-62)

人はそもそも登録されていませんのでご注意を．

　脱毛の世界では有名らしいのですが，1960年代に類似の研究で平均脱毛数が44本であると報告した研究があります（Arch Dermatol. 1961; 83: 175-98）．この研究結果は過剰カウントの可能性があると，今回紹介した論文の著者は指摘しています．

　ただあれだけ小さな毛髪ですから，見逃しているカウントは必ずあると思います．白髪なんてカウントする時に背景と同化することもありますから，気付かないでしょうし．

　というわけで，男性の脱毛は標準化60秒毛髪計測によれば**平均10本程度**と考えるのが妥当な結論でしょうか．皆さんも一度朝シャン生活をして，シャンプー前にブラッシングをしてみましょう．

遊具には危険がいっぱい？
── 200人の遊具外傷の検討

　私は，子どもと公園で遊ぶのが好きです．息子の最近のお気に入りはすべり台のようです．しかし，遊具は時に子どもに牙を剥くことがあり，親としても安全な遊具で遊ばせたいという気持ちもあります．

Illingworth C, et al.
200 injuries caused by playground equipment.
Br Med J. 1975; 4: 332-4.

　この論文は，公園などの遊具で外傷を負った 200 人の小児患者を登録し，その外傷パターンなどを解析した報告です．連続患児を登録したわけではなく，詳細な問診と情報が得られた患者を登録したもので，バイアスの存在は否定できません．

　調査の結果，患児のうち 29％が学校，49％が公園，22％が自宅の遊具で外傷を負いました．最も多い外傷はブランコによるものでした．かわいそうなことに，全体の 26.5％の小児が骨折していました（表 4）．比較対象がないので確定的なことは言えませんが，かなり多い頻度だと思います．

　また，ジャングルジムと滑り台はブランコやシーソーなどと比較して重度の外傷を負いやすいという結果でした．ジャングルジムは高さがある上，金属でできているため，重症になりやすいのだと思います．ブランコ外傷では，スイングの軌道上にてくてくと歩いてきた子どもの頭にブランコが直撃するというパターンが多く観察されました．そして小さい子どもの場合，ラウンドアバウト（簡易式

	人数	平均年齢	最年少	骨折	裂創	頸部以上の外傷	脳震盪または頭蓋骨骨折	入院
ブランコ	61 人	6 歳	1 歳 2 カ月	13 人 (21.3%)	23 人 (37.7%)	41 人 (67.2%)	3 人 (4.9%)	3 人 (4.9%)
ジャングルジム	54 人	5 歳	1 歳 9 カ月	14 人 (25.9%)	4 人 (7.4%)	28 人 (51.9%)	6 人 (11.1%)	9 人 (16.7%)
滑り台	39 人	6 歳	1 歳 5 カ月	14 人 (35.9%)	8 人 (20.5%)	18 人 (46.2%)	1 人 (2.6%)	5 人 (12.8%)
シーソー，ラウンドアバウト，他	46 人	7.2 歳	1 歳	12 人 (26.1%)	10 人 (21.7%)	6 人 (13.0%)	2 人 (4.3%)	3 人 (6.5%)
合計	200 人	6.3 歳		53 人 (26.5%)	45 人 (22.5%)	92 人 (46%)	12 人 (6%)	20 人 (10%)

表 4 ● 遊具による外傷の特徴 (Illingworth C, et al. Br Med J. 1975; 4: 332-4)

メリーゴーラウンドのようなもの），木馬といった調節が難しい遊具による外傷が多いという側面もありました．

実はこれらの外傷，6割以上で大人の監視がついていたと報告されています．事故が一瞬の出来事だったため制止が困難だったのでしょうか．

遊具の外傷をゼロにすることはできませんが，特に微調節が必要な遊具や転落などのリスクが高い遊具で小さな子どもを遊ばせる場合には注意が必要だと思います．

地下鉄事故の死亡の半数が自殺，1.9％が他殺

地下鉄は基本的に暗い環境であるため，陰鬱な気分の人が衝動的に自殺をする可能性が高いのではないかという意見を聞いたことがあります．不慮の事態で落ちたとしても，ホームの下に避難スペースが設置されていることが多いため，焦らず避難をしましょう．

さて，地下鉄事故による死亡の多くが自殺であることは想像に難くありませんが，50人に1人くらいの割合で他殺が含まれているという恐るべき報告があります．

> *Lin PT, et al.*
> *Subway train-related fatalities in New York City: accident versus suicide.*
> *J Forensic Sci. 2009; 54: 1414-8.*

この論文は2003年1月1日から2007年5月31日までの間，ニューヨークの地下鉄事故で死亡した症例を調べたものです．登録症例には，地下鉄で突き飛ばされた殺人事件や原因不明の死亡事故も含められました．

その結果，211人の死亡症例が解析されました．そのうち，自殺が111人，事故死が76人，原因不明の死亡が20人，殺人の被害者が4人でした．また206人が鈍的外傷死，5人が感電死でした．自殺の症例では体がバラバラになるケース

がほとんどだったそうです．抗うつ薬は自殺患者で最も多く検出され，その一方でコカインやアルコールは事故死で多く検出されました．電車の事故では高率にアルコールが検出されたという報告もありますので，アルコールを飲んだ状態でホームに立たない方がよいのではないかとすら感じました（Ulus Travma Acil Cerrahi Derg. 2011; 17: 440-4, J Forensic Sci. 1994; 39: 668-73）．電車事故が最も多いのは通勤時間帯なので，その点にも注意が必要です（Ulus Travma Acil Cerrahi Derg. 2006; 12: 235-41）．

　この論文は法医学の医学雑誌から出版されたものですが，殺人と同定できた例が211人中4人（1.9％）も存在することに驚かされました．もちろんニューヨークの社会事情もあるのでしょうが，いったい日本ではどのくらいの頻度で存在する事象なのでしょうか．あまり考えたくありません．

コラム　医学論文よもやま話③
学会の地方会の演題名はなぜ「……の1例」なのか？

■ はじめに

　まず，この内容は決して批判めいたものではなく，素朴な疑問として書いたものです．

　医学論文では，症例報告と原著論文には大きな差があるとされていますが，これは学会発表でも同じです．学会発表は，総会レベルであるほど原著報告が多くなり，地方会レベルであるほど症例発表が多くなります．そのため，地方会の演題プログラムを見ているとほとんどが「……の1例」という演題名になっています．いつも気になるのが，「……の症例」でも「……の報告」でもなく「……の1例」なのです．

ひみつ道具1（9:00～9:36）　　　　　　　　　座長　ドラえもん
　　　　　　　　　　　　　　　　　　　　　（東京都　練馬区）

1. ビッグライトにより巨大化したために起こった前十字靭帯断裂の1例
　　東京都練馬区[1]
　　○剛田　武[1]，野比　のび太[1]，骨川　スネ夫[1]，野比　玉子[1]

2. スモールライトによる急性副腎不全の1例
　　東京都練馬区[1]
　　○野比　のび太[1]，源　静香[1]，ドラえもん[1]

3. ガリバートンネルにより縮小がみられた非小細胞肺癌の1例

　原著形式の場合，1例報告ではないので，演題名が「……の1例」とはなりません．「……の検討」「……の検証」など，さまざまなバラエティがあります．

　　　　○出木杉　英才[1]，源　静香[1]

5. じゅうたん型タイムマシンとチューリップ型タイムマシンの比較
　　東京都練馬区[1]，トーキョーシティーネリマブロック[2]
　　○ドラえもん[1]，野比　のび太[1]，ドラミ[2]

6. もしもボックスの使用における時代ごとのタイムパラドクスの検討
　　東京都練馬区[1]
　　○野比　のび太[1]，ドラえもん[1]，野比　玉子[1]

学会発表におけるこの暗黙のルールは，医学会だけでなく獣医学会も同様の傾向があるようで，「……の猫の1例」「……の犬の1例」といった形で発表されることが多いようです．

■聴衆を惹きつけるタイトルはだめなのか？

あくまで個人的な意見ですが，たとえ症例発表であっても「……の1例」という終わりにしなくてもよいと思うのです．そのようなルールはどの学会の演題登録規定にもありません．

ためしに，と言うと語弊がありますが，私は過去に一度呼吸器学会地方会で「アスペルギローマの形成過程」というタイトルで1例報告をしたことがあります．何もない肺野からアスペルギローマが形成される過程を何年もかけて追跡した症例を報告し考察したものです．学会主催側からも聴衆からも特にクレームはありませんでした．

スモールライトで急性副腎不全がみられたという症例報告を発表したとしても，たとえば「スモールライトによる急性副腎不全」というタイトルで問題はないように思えます．「急性副腎不全はスモールライトによって起こりうるか!?」「スモールライトが副腎に与えた影響」という魅力的なタイトルでも問題はないと思います．もちろん発表内容は，しっかりと学会で討議するに値するものであるべきですが，聴衆が面白さを感じるきっかけはやはりタイトルだと思うのです．海外の学会などはどちらかといえば，タイトルは聴衆を惹きつけるものが多く，小さな会合だからといってすべての演題が「A case of ……」で始まるわけではありません．

■日本の学会文化の歴史

日本の学会はどちらかといえば形式を重んじる風潮が根強いため，海外のようにユニークなタイトルにできるような雰囲気がありません．言葉遊びとまではいかなくても，タイトルでネタばらしをしないような発表形式の方が面白いのになぁと個人的には思います．最初から急性副腎不全とわかって発表を聞くのと，何の診断かわからずに発表中に急性副腎不全だとわかるのとでは，後者の方が面白いと思うのですが．

私も学会の地方会で発表することがあります．結局のところ郷に入れば郷に従う性格なので，「……の1例」という演題名になることが多いですが……．

（登場する学会演題名，演者名はすべて架空のものです．）

4章

日常生活を彩る16の医学論文

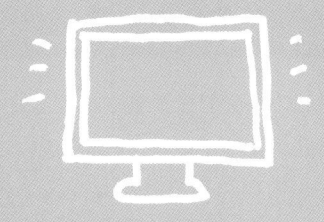

EBH（エビデンスに基づく住宅）

EBM（evidence based medicine：エビデンスに基づく医学）ならぬ，**EBH (evidence based housing：エビデンスに基づく住宅)** という考え．確かに住宅環境というのは人の健康状態に大きく関わってくるため，もっと盛んに研究されてもよいのかなと思うのですが，なかなかこういった研究はされていません．

> *Howden-Chapman P, et al.*
> *Effect of insulating existing houses on health inequality: cluster randomised study in the community.*
> *BMJ. 2007; 334: 460.*

これは，断熱材で保護された家が室温や居住者の健康に与える影響を調べたランダム化試験です．ニュージーランドの低所得地域で，1,350世帯，4,407人の被験者を対象に実施されました．ランダムで選ばれた半数の世帯に断熱改修を行い，室温，相対湿度，消費エネルギー，自己申告の健康状態，聴診所見，学校の欠席や仕事の欠勤，かかりつけ医の受診，入院などのアウトカムを非改修群と比較検討しました．

その結果，断熱改修は冬期の寝室の温度を上昇させ，相対湿度を減少させました．そして，1日の間で10℃を下回るような寒い時間も有意に減少しました（表5）．さらに，断熱改修住宅におけるエネルギー消費量は非改修住宅の81％に抑

	ベースライン(2001年冬) 断熱改修群	ベースライン(2001年冬) 非改修群	介入後(2002年冬) 断熱改修群	介入後(2002年冬) 非改修群
室温（℃）	13.6	13.2	14.2	13.4
相対湿度（%）	66.8	68.3	64.8	66.9
1日あたりの10℃を下回る時間	3.25	4.02	2.26	4.47
1日あたりの相対湿度75%を超える時間	6.81	6.78	4.57	6.69

表5 ● 断熱改修による室内温湿度の影響

えることができました．

　自己申告の健康アウトカムばかりではあるものの，健康状態，聴診上の異常，学校の欠席，仕事の欠勤に対して断熱改修は有意な効果をもたらしました．また，かかりつけ医の受診や入院も減らすことができました（しかし統計学的には有意ではなかったそうです）．

　断熱改修すれば室温が上昇するのは当たり前だと思うのですが，快適に過ごせるのであればその方がよいでしょう．ただ，今回の研究では健康アウトカムに大きな差がなかったので，大きなインパクトはなさそうです．しかし，私たちの衣食住が少なからず健康に影響を及ぼす可能性を示してくれた有意義な論文だと思います．

笑いは免疫力を高めるかもしれない

　私の好きな映画に『パッチ・アダムス』（1998年，トム・シャドヤック監督）という実在の医師をモチーフにした映画があります．主人公パッチ・アダムスは，自身の自殺企図をどうにかするため精神病院に入院します．しかし入院生活を送るうちに，どうすれば本当の癒しが得られるだろうかと考え，「笑い」による癒しを思いつきました．彼はその後医学部に入学し，道化師の格好をして小児病棟を訪問します．この映画は，笑いと感動に包まれるだけでなく，私にとっては医師としての初志に立ち返らされる一本でした．また，ホスピタルクラウン，クリニクラウンを世界中に広めた素晴らしい映画だと思います．ただし，実話に基づく映画と言ってもいろいろ脚色していますので，あくまでもパッチ・アダムスの人生にインスパイアされた作品だと考えてください．

　ちなみに，クリニクラウンとは，入院中の小児患者などに対する遊びやコミュニケーションによる心のケアを行う専門家のことです．道化師の象徴である赤い鼻をつけて，定期的に小児病棟を訪問しています（図16）．

　『パッチ・アダムス』で，主人公が勝手に患者さんの病室に入り込んで笑わせていたところを学部長に見つかって叱られた時のセリフに以下のようなものがあります．

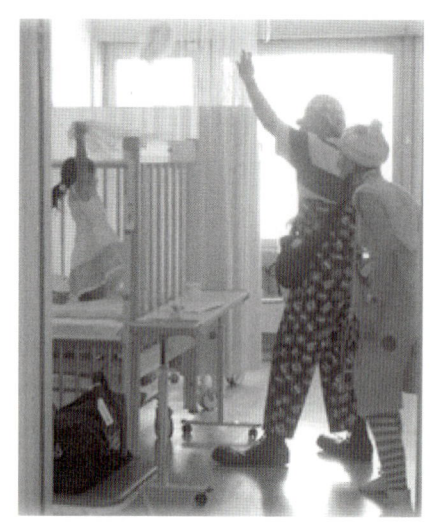

図16 ● **クリニクラウン**（日本クリニクラウン協会より許可を得て掲載）

「The American Journal of Medicine has found that laughter increases secretion of catecholamines and endorphins which in turn increases oxygenation of the blood, relaxes the arteries, speeds up the heart, decreases blood pressure, which has a positive effect on all cardiovascular and respiratory ailments as well as overall increasing the immune system response.（アメリカン・ジャーナル・オブ・メディシン誌によれば，笑いはカテコラミンとエンドルフィンの分泌を促進させると言われています．その結果，血液の酸素濃度を上昇させ，動脈を弛緩し，心機能が効率的にはたらき，血圧を低下させます．これにより，心血管系や循環器系の疾患によい影響がある上に，免疫系の反応も向上します．）」

本当に笑いは免疫を向上させるのか，少し調べてみるといくつか論文がヒットしました．

> Berk LS, et al.
> Neuroendocrine and stress hormone changes during mirthful laughter.
> Am J Med Sci. 1989; 298: 390-6.

おそらく『パッチ・アダムス』で指摘された論文はこの論文ではないかと思われます．これは10人の健常な男性を被験者に用いた研究です．10人のうち5人に面白いビデオを1時間見せて（介入群），残りの5人には面白いビデオを見せない（コントロール群）という至極単純な試験内容です．このとき，さまざまな血液検査がその前後に行われました．

その結果，ビデオを見た群では血清コルチゾル，3,4-ジヒドロフェニル酢酸，アドレナリン，成長ホルモンが低下することが判明しました（論文中では有意差

あり）．つまりストレスから解放された状態であると筆者は結論づけています．

しかしさすがに5人vs5人ではデータに信憑性が…と思わずにいられません．まあ，『パッチ・アダムス』が公開されたのは1998年ですから，当時は有用な報告がなかったのかもしれませんね．

その後，似たような試験デザインで，笑いが自己申告ストレスの軽減あるいはナチュラルキラー細胞の活性化に関連するという報告があります（Int J Mol Med. 2001; 8: 645-50, Altern Ther Health Med. 2003; 9: 38-45）．また，COPDに対して過膨張を軽減できたという報告もあります（Int J Chron Obstruct Pulmon Dis. 2008; 3: 185-92）．現在も，笑いに関する論文はどんどん発表されています．しかし，いずれも被験者の人数が少ない試験ばかりなので，できれば大規模に実施していただきたいところ．また，疾患や年齢によって差があるのかどうかも医師としては気になる点です．

いずれにしても実際の患者さんに対して，少なくとも笑いが悪影響を及ぼすことはないと思うので，クリニクラウンの活躍を応援したいですね．

適度な休憩をとった方が長くカラオケを楽しめる

実はアジア以外ではあまりカラオケは普及しておらず，カラオケ関連の論文には必ずカラオケの概論が書かれています．

カラオケは「**空っぽのオーケストラ**」の意味から作られた日本語であることはあまり知られていません．日本から世界に向けて発信されたこの娯楽は，「Karaoke」として広まりました．最近はジャパン・アニメーションの普及によって，海外でもよくアニメソングが歌われるようになりました．テレビで見たことがありますが，刑務所で朝にアニメソングを流している国もあります．

> Yiu EM, et al.
> Effect of hydration and vocal rest on the vocal fatigue in amateur karaoke singers.
> J Voice. 2003; 17: 216-27.

　これは，プロではないアマチュアのカラオケシンガーに起こった声の疲労にどう対処するかを教えてくれる論文です．アマチュアカラオケシンガーの20人（男女10人ずつ，20〜25歳）に対して半数には水と声休めの時間を与えながらカラオケを歌ってもらい，残りの半数にはぶっ通しでカラオケを歌ってもらいました．
　その結果，水と声休めの時間を与えられた群の方が長くカラオケを楽しむことができたそうです．また，水と声休めの時間を与えられた群の方ではカラオケ前後で声質の変化は観察されませんでしたが，ぶっ通しで歌った群では声質の変化や高音域の出しにくさなど有意な変化がみられたそうです．
　これらの結果から，カラオケを歌うのであれば適度な飲水と声休めをもうけた方がよいと考えられます．カラオケが娯楽として根付いている日本人にとっては「そりゃそうだろ」と言わんばかりの当たり前の結果なのですが，これをちゃんと研究として発表したのは素晴らしいことですね．
　最近は老人ホームなどでもカラオケリハビリテーションを行うことがあり，呼吸器内科医としては呼吸機能の維持の効果があるのかどうか興味があります．文献を検索してみると，精神疾患を有する患者さんに対するカラオケリハビリテーションは，社交性や不安症状の改善効果があると報告されています（Singapore Med J. 1998; 39: 166-8）．呼吸器系に対する効果を示した文献は見つけられませんでした．
　またカラオケに限らず音楽療法という広い枠組みでとらえるならば，認知症の周辺症状に対する音楽療法はシステマティックレビューにおいてその効果が報告されています（Ageing Res Rev. 2013; 12: 628-41）．

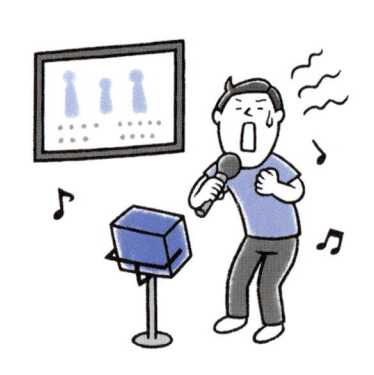

歌は言語習得に役立つか？

　私はもともとカラオケが好きです．"もともと"とつけたのは，理由がありまして．音程はまあまあ合う方だと思いますが，なんだか声質がイマイチなんです．声にコンプレックスを持ってからは，仲のよい友人以外とはあまりカラオケに行くことはなくなりました．

　さて，言語習得には歌って覚える方がよいとされています．英語の教育番組でも，必ず歌が挿入されていますよね．紹介するのは，本当に歌うことが言語習得に役立つのかということを調べた論文です．

> Ludke KM, et al.
> Singing can facilitate foreign language learning.
> Mem Cognit. 2014; 42: 41-52.

　この研究は，歌うことが言語習得に役立つことを記したものです．60人の英語圏の成人の参加者が，以下の「聞いてリピートする」言語習得法3つのうちいずれかに割り付けられました．すなわち，ただ話すこと，リズミックに話すこと，歌うことの3群です．言語は，いずれの被験者もまったく話せないハンガリー語が選ばれました．ハンガリー語は習得がきわめて難しい言語として有名ですね．私も一度習ったことがありますが，動詞の活用が信じられないくらい多く，すぐに挫折しました．

　歌いながら学ぶ群に割り付けられた参加者は，15分後のハンガリー語のテストでおしなべてよい成績をおさめました（他の2群と比較して $p < 0.05$）．そしてこの結果は，年齢，性別，音韻的作動記憶，音楽的能力などに影響を受けていませんでした．

　「Let it be」のことを「レットイットビー」ではなく「レリビー」とネイティブっぽく発音できる人は多いと思います．これも歌の力でしょうか．

テレビの観すぎは寿命を縮めるかもしれない

　子どもが生まれてから，テレビを昔ほど観なくなりました．何の根拠もありませんが，あまりテレビをつけっぱなしにしておくのもよくないのかな，と思っています．子どもからの愛情も減るかもしれないと言われていますし…（→ 73 ページ）．

　Circulation に報告された，テレビの視聴時間と死亡率に関するオーストラリアの研究を紹介します．

> Dunstan DW, et al.
> Television viewing time and mortality: the Australian Diabetes, Obesity and Lifestyle Study (AusDiab).
> Circulation. 2010; 121: 384-91.

　この筆者の過去の論文によれば，テレビは座って視聴するため心臓代謝性バイオマーカーの悪化に関連していると言われています．詳しくはわかりませんが，長時間坐位をとることはあまり心血管系にはよくないらしいです．この論文は，

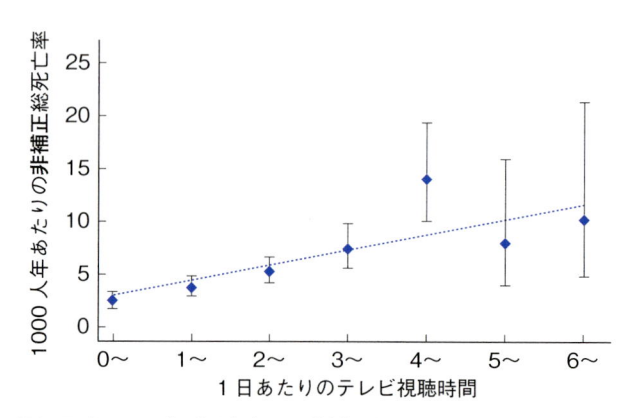

図17 ● テレビの視聴時間と非補正総死亡率
(Dunstan QW, et al. Circulation. 2010; 121: 384-91)

テレビの視聴時間と死亡率をオーストラリア人8,800人で調べたものです（フォローアップ期間中央値6.6年）．

　図17は，非補正総死亡率とテレビの視聴時間の関連をあらわしたものです．うーん，何だか少し恣意的（強調しすぎ）な気もします．年齢や性別などの複数の項目で補正した結果，テレビの視聴時間が長いほど，総死亡（ハザード比1.11，95％信頼区間1.03～1.20），心血管系疾患による死亡（ハザード比1.18，95％信頼区間1.03～1.35）のハザード比が高いことがわかりました．

　この論文で気になったのは，テレビ視聴時間の調査方法です．AusDiab試験に基づいた研究は数多く報告されており，方法の記載は過去の論文がリレーのように参照されています．大本の論文（Diabetes Res Clin Pract. 2002; 57: 119-29）を見ると，テレビ視聴時間はアンケート調査によって行われていたそうです．

　まあ，テレビを観すぎて健康的になることはないのでしょうし，特に子どもがいる家庭ではあまりつけっぱなしというのもよくない気がしますね．さすがに，寿命が縮まるというのは言いすぎだと思いますが．

テレビの観すぎは心血管・代謝性バイオマーカーに悪影響

　「あんた！　ゲームしすぎると目が悪くなるよ！」なんて子どもに注意する親御さんもいると思います．私が子どもの頃は『ストリートファイターⅡ』という格闘ゲームが流行っており，私もありとあらゆるゲームに手を出していました．

　大人のテレビ視聴も，実はあまり体によくないのではないかと言われています．まぁ，テレビをたくさん観て健康的になることは絶対にないので，体によくないことは容易に想像できますが….

> Nang EE, et al.
> Television screen time, but not computer use and reading time, is associated with cardio-metabolic biomarkers in a multiethnic Asian population: a cross-sectional study.
> Int J Behav Nutr Phys Act. 2013; 10: 70.

　この論文はシンガポールの研究で，身体活動に影響を与えるような基礎疾患がない3,305人の成人が登録されました．重回帰分析によって，テレビの視聴時間とコンピュータあるいは読書の時間が，血圧，脂質，血糖，CRP，HOMA-IR（インスリン抵抗性指数）などにもたらす影響を調べました．社会的背景やライフスタイルの交絡因子で補正した結果，テレビの視聴時間が長いほど，有意に収縮期血圧，総コレステロール，中性脂肪，CRP，HOMA-IRが上昇しました．また，テレビを1日3時間以上視聴して，運動をほとんどしないような集団ではHOMA-IRが高くなるという結果も得られています（図18）．しかし，コンピュータや読書に費やす時間は，バイオマーカーの悪化には関連していませんでした．

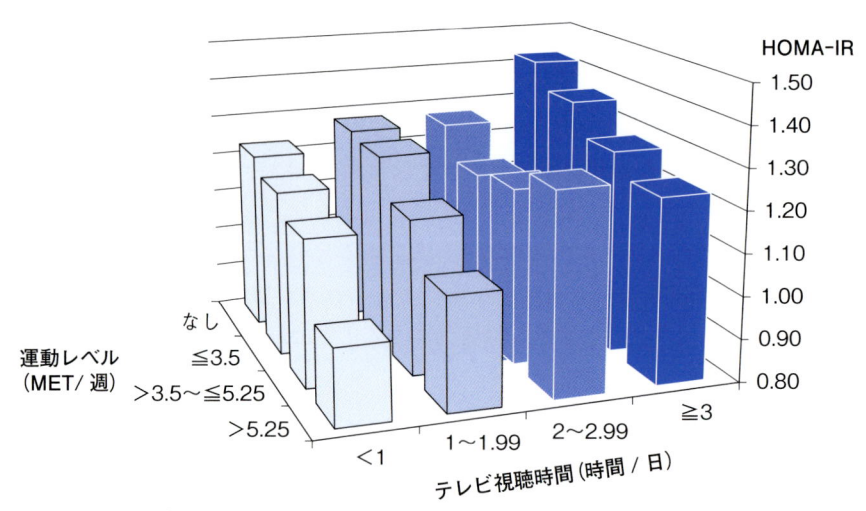

図18 ● テレビの視聴時間と運動レベルで分類した平均HOMA-IRの分布
年齢，性別，人種，教育レベル，読書時間，コンピュータ使用時間，雇用ステータス，喫煙歴，飲酒歴，親の糖尿病や高血圧の既往によって補正．

この研究ではさまざまな補正モデルを検証しており，有意差があったこのモデルが本当に実臨床（実生活？）にマッチしたものかどうかは，何とも言えません．

　図に記載されている「MET」とは「metabolic equivalent task」の略で，運動強度を示す単位です．具体的には，運動によるエネルギー消費量を坐位安静時代謝量（酸素摂取量で約 3.5mL/kg/ 分に相当）で割ったものです．うーん，難しい．簡単に言うと，3MET＝犬の散歩，6MET＝水泳，7MET＝サッカーなどといった感じです．この文章を執筆する程度でしたら，2MET といったところでしょうか．え？　せいぜい 1MET だろうって？

　この論文の冒頭にも記載されていますが，テレビの視聴時間だけでなく，"坐位" というライフスタイルは基本的に体によくないと言われています（Lipids. 2003; 38: 103-8，Exerc Sport Sci Rev. 2000; 28: 153-8）．ということは，寝っ転がりながらせんべいを食べてテレビを観るというオバタリアン・ライフスタイルのほうが体によいのでしょうか．おそらく，そういうことを言いたいわけではないと思いますが．

テレビの視聴時間が長い子どもは親への愛情が希薄になる？

　悲しいお知らせです．子どものテレビ視聴時間が長すぎると，親を愛してくれないというのです．といっても，こういった研究があるという紹介に過ぎませんので，あまり鵜呑みにしなくてよいと思います．家庭での参考程度にしてください．ちなみにわが子は現在いわゆる "イヤイヤ期" に突入しており，子ども向けテレビ番組や DVD を見せて機嫌を取っている日々です．

> *Richards R, et al.*
> *Adolescent screen time and attachment to parents and peers.*
> *Arch Pediatr Adolesc Med. 2010; 164: 258-62.*

テレビ，ビデオ，DVD，ゲーム，コンピュータといった画面を注視する作業と両親や友達との関係性について調べた研究です．これは2つのコホート〔1987～1988年のDMHDSコホート（976人），2004年のYLSコホート（3,043人）〕のデータが用いられました．DMHDSコホートが15歳，YLSコホートが14～15歳で構成されています．愛情や親しみは，両親と友達に関して12項目ずつ，計24項目の質問を用いた調査（The Inventory of Parental and Peer Attachment：IPPA）でスコア化されました．

　調査の結果，2つのコホートともテレビ視聴時間が多いほど両親への愛情が少ないことが明らかになりました〔DMHDSコホート：リスク比1.13（95％信頼区間1.00～1.26），YLSコホート：リスク比1.04（95％信頼区間1.01～1.08）〕．またDMHDSコホートではテレビ視聴時間が多いほど友達に対する愛情が少ないという結果も得られました〔リスク比1.24（95％信頼区間1.08～1.40）〕．YLSコホートでは，テレビだけでなくコンピュータの使用が多い場合も，両親への愛情を希薄にさせるという結果でした〔リスク比1.05（95％信頼区間1.02～1.09）〕．

　子どもにテレビを長時間視聴させることで乳児のぐずりが増えることが報告されており，これは親の責任だという警鐘を鳴らしている研究もあります（Pediatrics. 2013; 131: e390-7）．また，外在的問題（注意欠陥・多動傾向，攻撃的・反社会的傾向，過度の反抗傾向など）とも関連していると言われています（Arch Pediatr Adolesc Med. 2012; 166: 919-25）．

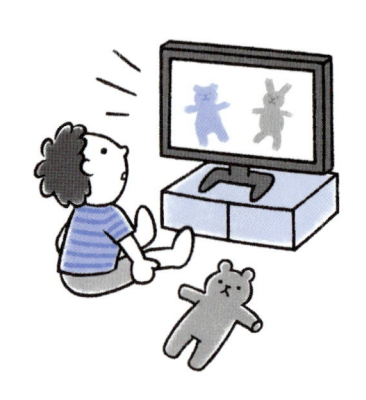

鼻毛が長いと気管支喘息になりにくい！？

　鼻毛は英語で nasal hair や vibrissae などと書きます．これを読んでいる読者は医療従事者の皆さんのはずですから，「はなげ」ではなく医学用語として「**びもう**」と読んでください．ヒトの鼻毛に関する研究はきわめて少なく，一生懸命探してみましたが数えるくらいしかありませんでした．余談ですが，鼻毛（hanage）は当て字であり，もともとポルトガル語の hãnage が由来ではないかと言われているそうです．言語学者ではないので詳しくは存じ上げませんが．

　都会などの空気が汚染されたところに住むと鼻毛が長くなるという都市伝説がありますが，これには医学的な根拠はありません．調べた範囲ではそういった研究もなさそうです．

　さて，鼻毛と気管支喘息の関連について記した1つの論文があります．

> *Ozturk AB, et al.*
> *Does nasal hair (vibrissae) density affect the risk of developing asthma in patients with seasonal rhinitis?*
> *Int Arch Allergy Immunol. 2011; 156: 75-80.*

　この論文は，人によって鼻毛の密度がまちまちであることに注目し，季節性のアレルギー性鼻炎の患者さんにおいて気管支喘息の発症に影響を与えるかどうかを調べた研究です．この **"鼻毛試験"** には実に233人もの患者さんが登録されました．患者さんは鼻毛の密度によって3群（低密度鼻毛群，中密度鼻毛群，高密度鼻毛群）に分類されました．鼻毛密度と気管支喘息の発症について解析が行われました．

　当たり前といっては失礼かもしれませんが，低密度鼻毛群は女性の方が多いという結果でした（$p < 0.001$）．気管支喘息は75人の患者（32.2％）に観察され，そのうち45人（60％）が花粉による気管支喘息を有していました．そしてここからが重要な点ですが，鼻毛密度が濃いほど気管支喘息発症のオッズ比を有意に減らしました〔中密度鼻毛群：オッズ比0.40（95％信頼区間0.21〜0.78），$p = 0.007$，高密度鼻毛群：オッズ比0.18（95％信頼区間0.06〜0.55），$p = 0.002$，中

密度鼻毛群と高密度鼻毛群を合わせた群：オッズ比 0.35（95％信頼区間 0.19～0.67），p＜0.001〕．

　すなわち，鼻毛が濃いほど気管支喘息の予防に有利にはたらくということです．おそらくは，アレルゲンが鼻毛によってキャッチされて，喘息の悪化を食い止めているのではないかと考えられます．厳密に言うと鼻毛の"長さ"と"密度"は異なるのでしょうが，アレルギーが関与する気管支喘息にとって鼻毛は長い方がよさそうです．

　ちなみに「鼻の下を伸ばす」と同じような意味で「鼻毛を伸ばす」という慣用句もあるそうです．

ストレスの多い男性はふくよかな女性が好き

　恋愛に関する論文を検索していると，どうも女性の外見をどーのこーのと論じているシツレイなものが多いように思います．もちろん女性目線から男性を評価した文献もあるのですが，あまり男性の外見についての研究は多くありません．

> Swami V, et al.
> The impact of psychological stress on men's judgements of female body size.
> PLoS One. 2012; 7: e42593.

　これはストレス下にある 18 歳から 42 歳の白人男性 81 人を対象に，女性の好みを調べた画期的研究です．介入群（41 人）は面接を受けてもらったりスピーチをしてもらったりしてストレスを感じさせ，コントロール群（40 人）は別室で待機してもらいました．その後，両群にさまざまな体型の 10 人の女性の写真を見せて，その女性に魅力を感じるかどうかを 9 段階で評価してもらいました．

　その結果，ストレス下にある男性にとって BMI が標準～高めの女性は魅力的であるという結果が得られました．ストレス下にある男性がつけた女性に対するスコアリングは，ストレスがないコントロール群の男性と比較して，よりふくよ

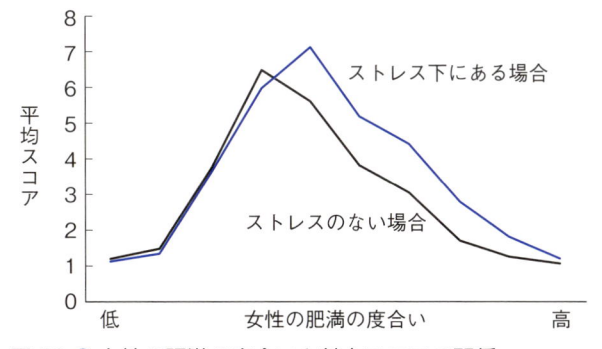

図19 ● 女性の肥満の度合いと魅力スコアの関係
(Swami V, et al. PLoS One. 2012; 7: e42593 より作成)

かな女性で高いことがわかりました（図19）．やせ型の女性に対する評価は両群とも大きく変わりませんでした．

　飢餓状態では，生存能力が高いとみなされるふくよかな女性が好まれるのではないかという考察がなされています．現代社会では失業などの社会的問題もこうしたストレスに該当するのでしょうね．

ストレスの多い女性は魅力的ではない？

　タイトルを見て，どうか女性に対する偏見だとは思わないでください．あくまでこういった研究があるだけで，私の主観を反映しているものではありません．言い訳しておきますと，私はストレスが多かろうと少なかろうと，女性の魅力というものは深く話してみて初めてわかるものだと思っていますので．ええ．

> *Rantala MJ, et al.*
> *Facial attractiveness is related to women's cortisol and body fat, but not with immune responsiveness.*
> *Biol Lett. 2013; 9: 20130255.*

この筆者は男性の免疫応答と男性的な魅力の関連性について過去に調べたことがあり，今回は女性について調べたそうです．ラトビア人の若年女性 52 人に協力をしてもらいました．この女性らに B 型肝炎ワクチンを接種して，抗体価，血清コルチゾル値，体脂肪を測定し，2 カ月後に写真を撮影しました．B 型肝炎ウイルスに対する免疫応答が高まる前後の写真をラトビア人男性 18 人に見てもらって，ワクチンを接種した女性に魅力があるかどうかを判定してもらいました．女性の魅力については男性にマイナス 5 点からプラス 5 点まで点数をつけてもらいました．女性にとっては，何とも失礼な話ですよね．

　この結果，女性の免疫応答と魅力には関連性はありませんでした．しかし，血清コルチゾルが高い女性は魅力的でないと男性に判断されました（図 20，p = 0.009）．コルチゾルはストレスホルモンとしても有名ですが，これが確実に魅力と相関しているかどうかは議論の余地があると思います．

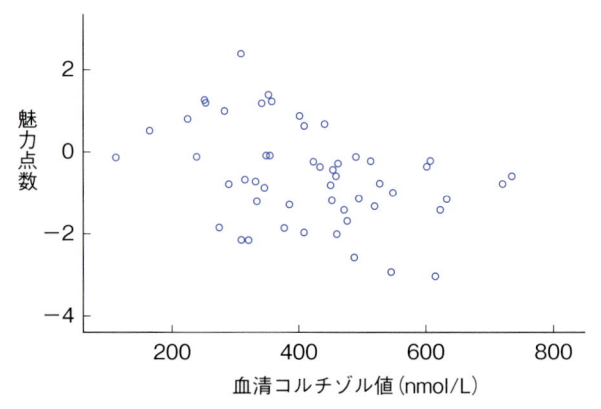

図 20 ● 女性の魅力と血清コルチゾル値の関係
(Rantala MJ, et al. Biol Lett. 2013; 9: 20130255)

　この研究結果を言い換えるならば，ストレスのたまった女性は男性にとって魅力的じゃないということになります．ただ，写真に女性のストレスが反映されるのかと問われれば，科学的には「NO」だと思います．「美女はストレスが少ない」と言い切ってしまわないのは，世の風当たりを気にしてのことでしょうか．

配偶者が入院すると死亡リスクが上昇する

 夫や妻が病気になった時，それを介護することによって配偶者は自身の健康に悪影響が出るかもしれません．私はもし介護を要する体になった時，妻や子どもにはできるだけ迷惑をかけたくないと思っています．しかし，それでも人は最後には必ず誰かの世話になるものです．とりわけ自分自身が医療従事者だと，患者さんを診るたびに毎日のようにそれを痛感します．

> *Christakis NA, et al.*
> *Mortality after the hospitalization of a spouse.*
> *N Engl J Med. 2006; 354: 719-30.*

 これは高齢者において，配偶者の入院とその夫または妻の死亡リスクの関連性を調べた研究です．1993 年の時点でメディケアに加入していた夫婦 518,240 組を対象とし，Cox 回帰分析と固定効果（症例-時間-対照）法で，追跡期間中の入院および死亡を評価しました．
 その結果，夫 383,480 人（74％）と妻 347,269 人（67％）が 1 回以上入院し，夫 252,557 人（49％）と妻 156,004 人（30％）が死亡しました．測定した共変量で補正すると，男性の死亡リスクは配偶者が脳卒中（ハザード比 1.06，95％信頼区間 1.03 ～ 1.09），うっ血性心不全（ハザード比 1.12，95％信頼区間 1.07 ～ 1.16），大腿骨頸部骨折（ハザード比 1.15，95％信頼区間 1.11 ～ 1.18），精神疾患（ハザード比 1.19，95％信頼区間 1.12 ～ 1.26），認知症（ハザード比 1.22，95％信頼区間 1.12 ～ 1.32）で入院した場合に有意に高くなりました．女性でも，男性ほどではないもののいくつかの疾患において死亡リスクを上昇させました．
 では，配偶者がいなければ死亡リスクが上昇しないのか，とそういった短絡的な結論を導き出しているわけではありません．配偶者がいないことが癌による死亡リスクを高くしたという報告もあります（J Clin Oncol. 2013; 31: 3869-76）．この研究が言いたいことは，患者さんを介護する家族も"第 2 の患者さん"としてマネジメントする必要があるのではないかということだろうと思います．もちろん他人の家庭に土足で入るような真似は医療とは呼べませんが，もう少し裾野

を広げてサポートをすべきだという重要なポイントを提示しているのかもしれません．

グラスの形で飲酒のペースが変わる

　私はアルコールに弱いので，飲み屋に行っても1杯か2杯で満足できるという安上がりな男です．その一方で，アルコールの飲む速度が速いため，2時間店にいただけなのに高額な飲み代を請求される人もいるでしょう．
　「隣に座ったキレイなお姉さんと少し会話してお酒を飲んだだけなのに…」って，ちょっとちょっと！　それはまた違う話ですよ．

> Attwood AS, et al.
> Glass shape influences consumption rate for alcoholic beverages.
> PLoS One. 2012; 7: e43007.

　この報告は，グラスの形によってアルコールあるいは非アルコール飲料の消費量がどう変化するかを検証した論文です．この実験計画法による研究では，普段から飲酒を好む80人ずつの男女合計160人が被験者になりました．飲料のタイプ（ビールあるいはソフトドリンク），グラスの形（ストレート，カーブド：図21），飲む量（約170mLと約340mL）の複数因子が検証されました．
　その結果，フルグラス（約340mL）の場合，ストレートグラスの方がカーブドグラスよりもビールの摂取速度が60%遅いという結果になりました（図22）.
　非アルコール飲料やハーフサイズ（約170mL）ではこの差は観察されませんでした．どうやら，グラスの形と量の相関を誤認してしまうというのが主な原因のようです．
　「飲み屋に行ったら，ストレートグラスで飲みましょう！」と結論づけようと思ったのですが，日本の飲み屋の多くがストレートグラスですね．小洒落たバーなどではカーブドグラスが置いてあるかもしれませんが，そういえば，マイグラ

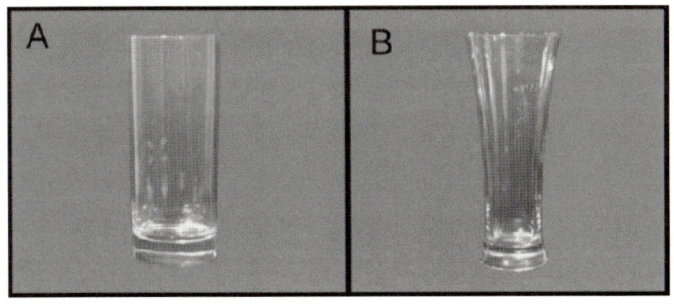

図21 ● A: ストレートグラス，B: カーブドグラス
(Attwood AS, et al. PLoS One. 2012; 7: e43007)

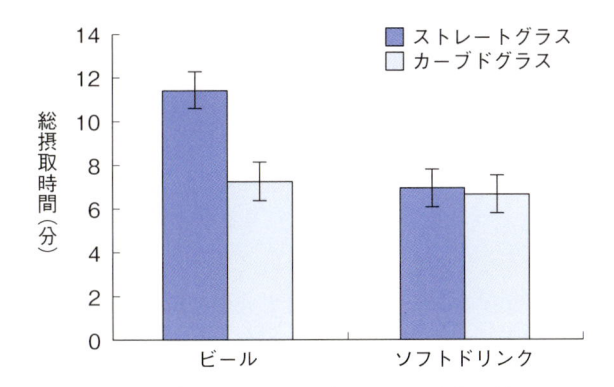

図22 ● フルグラスにおけるビール摂取速度の差
(Attwood AS, et al. PLoS One. 2012; 7: e43007)

スなんてのも一時期流行りましたね．

ギャンブルと心拍数の関係

　さて，ギャンブルといえば何を思い描くでしょうか．競馬，宝くじ，パチスロ，いろいろあるでしょう．病院勤めの方はあまり深くギャンブルと関わることは多くないと思われがちですが，実は意外にも医療従事者の競馬人口は多いらしい

です．といっても私は G1 レースをぼーっと見て，面白いなあと思う程度の視聴者なので，そういったギャンブルにお金を賭けることはほとんどありませんが．

大学時代は，周囲でパチスロが流行っていましたが，どうも私は耳が過敏なようで，あの音に長時間耐えることができず断念しました．でも，一度でいいからラスベガスのカジノで葉巻をくわえながらギャンブルをしてみたいものですね．あ，当然ながら私は呼吸器専門医なので葉巻は吸いませんよ（吸ってはいけないという規定があるのです）．

紹介するのは，そんなギャンブルと心拍数にまつわる論文です．

> Wulfert E, et al.
> Heart rate arousal and excitement in gambling: winners versus losers.
> Psychol Addict Behav. 2005; 19: 311-6.

この論文の筆者は，ギャンブルに「勝った場合」と「負けた場合」のどちらが心拍数が高いかを調べようと思い立ちました．**「そりゃ勝った方だろう」**と思いますね，私もそう思います．しかし，当たり前と感じることをちゃんと検証しようとするスタンスは，サイエンティストとして大事な資質だと思います．この論文がサイエンスとして本当に妥当なデザインかどうかはともかくとして．

この試験はいたってシンプルなものです．80 人の学生に対して競馬のビデオ（白熱したレースを厳選）を見せ，その半分の 40 人に 1 ドルを賭けさせました．自分が賭けた馬が勝った場合は 7 ドルを手に入れることができるという仕組みです．勝てば 7 倍．残りの半分の 40 人にはお金を賭けさせませんでした．

その結果，お金を賭けて競馬ビデオを見た生徒の心拍数や主観的興奮は，賭けていない生徒と比べて圧倒的に高いという結果でした（当たり前です）．さらに賭けに勝利して 7 ドルを手に入れた生徒の心拍数は，賭けに負けた生徒より高いという結果でした（これも当たり前です）．

ちなみに，ギャンブルに勝つと精神性発

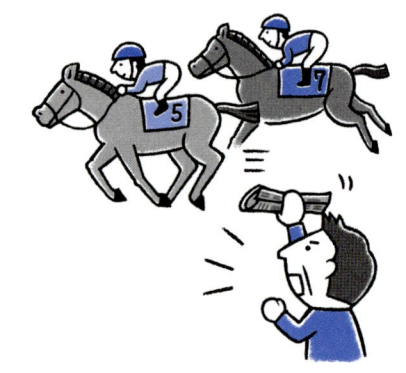

汗を反映して SCR（skin conductance response）が上昇するという他の研究もあります（Psychophysiology. 2012; 49: 154-63）．SCR とは，うそ発見器としてテレビでよく使われる皮膚コンダクタンスの反応成分です．

ネクタイは医学的によくない

　医師がネクタイをつけるのは学会や講演などの時だけということが多く，普段からネクタイをつけている病院はおそらく少数だと思います．私もネクタイを 5,6 本持っていますが，年に数えるくらいしかつけません．ビジネスマンにとって必須のネクタイですが，実はこのネクタイが医学的によくないのではないかという可能性を示す報告がいくつかあります．

> *Rafferty M, et al.*
> *Neckties and cerebrovascular reactivity in young healthy males: a pilot randomised crossover trial.*
> *Stroke Res Treat. 2010; 2011: 692595.*

　ネクタイが脳血管に有害ではないかという想定のもと，健常なボランティアに協力してもらい検証した臨床試験があります．この論文，実物のネクタイを使うのかと思いきや，何と空気を入れることができるオーダーメイドのネクタイが用いられました（理由はよくわかりません）．プライマリエンドポイントとして Breath Hold Index（BHI）を用いました．これは，息止めを我慢できる範囲で施行し（本文中には 30 秒と記載），その際の平均血流速度増加率を息止め時間で除したものです．低いほど，血管反応性が低下していると判断されます．健常ボランティア 40 人に対して，このネクタイを膨らませた状態（きつくネクタイを締めた状態）としぼませた状態（ゆるくネクタイを締めた状態）の 2 パターンで検証されました．被験者は，5 分間の装着ののちにパラメータを採取されました．
　40 人のボランティアの平均年齢は 31.5 歳で，膨らませたネクタイの平均圧は 63.5mmHg でした．検証の結果，中大脳動脈のフローは，ネクタイを膨らませ

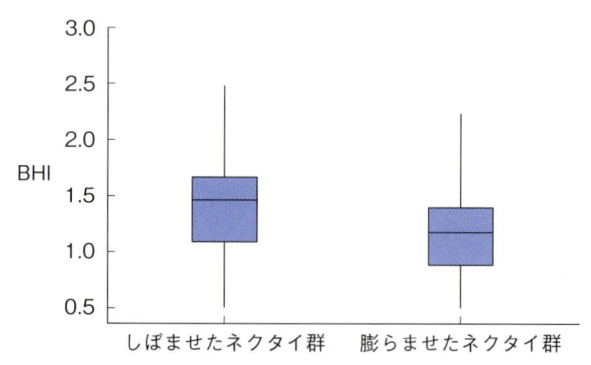

図23 ● きつくネクタイを締めることのBHIへの影響
(Rafferty M, et al. Stroke Res Treat. 2010; 2011: 692595)

た群では16.49cm/秒，しぼませた群では19.27cm/秒でした．またBHIは，膨らませた群で有意に低かったと報告されました（図23，p＜0.001）．

　すなわち，きつくネクタイを締めることが，脳血流にとって不利な状況を作り出していると結論づけられるわけです．しかし，私たちが締めているネクタイが本当に63.5mmHgもあるのかどうか疑問が残る試験ではあります．ただ，息を大きく吸った時に首がつかえる感じがするという点には私も同意します．

　その他にも，ネクタイをきつく締めると眼圧が上昇するという報告もあります（Br J Ophthalmol. 2003; 87: 946-8）．そのため緑内障のある人は，あまり強くネクタイを締めない方がよいのかもしれませんね（J Glaucoma. 2005; 14: 508-10）．

加齢臭で年齢を当てることができる!?

　世の男性にとって指摘されたくない，加齢臭．いやほんと，歳はとりたくないものです．「お父さんクサイ」と子どもに言われたら，半べそをかいてしまいそうです．

　私たちは歳を重ねるにつれて，"加齢臭"を放つようになります．それは，男性に限らず女性も含めたヒトすべてにおける現象です．動物はニオイを嗅ぎ分け

ることで個体を識別することが知られています（カワウソ，サル，シカなどで報告があります）．そんなヒトにおける加齢臭を真面目に論じた報告があります．

> *Mitro S, et al.*
> *The smell of age: perception and discrimination of body odors of different ages.*
> *PLoS One. 2012; 7: e38110.*

　この研究では，ヒトがニオイによって年齢を識別することができるかを調べました．若年者（20〜30歳），中年（45〜55歳），高齢者（75〜95）の3年齢層のTシャツからニオイを採取し，嗅覚障害のない成人がニオイを識別しました．
　その結果，体臭の強さと快・不快のスコアリングに有意な差がみられました．強さのスコアは10点満点で，特に何も感じない場合を0点としました．快・不快スコアは，マイナスであればあるほど不快を意味します（図24）．その結果，高齢者の体臭は，中年・若者と比較して，強さが少なく不快感が少ないと感じていることがわかりました．また，中年男性の体臭は強く，きわめて不快であるという結果が得られました．なお，これらのニオイを惑わせるような環境因子（喫煙，料理，香水など）は本研究では排除されています．
　わかりやすく言うと，**中年のオジサンはクサくて不快だ**という結果なのです．ショック．予想通りと言いますか，中年男性のニオイはやはりいまいちよくない

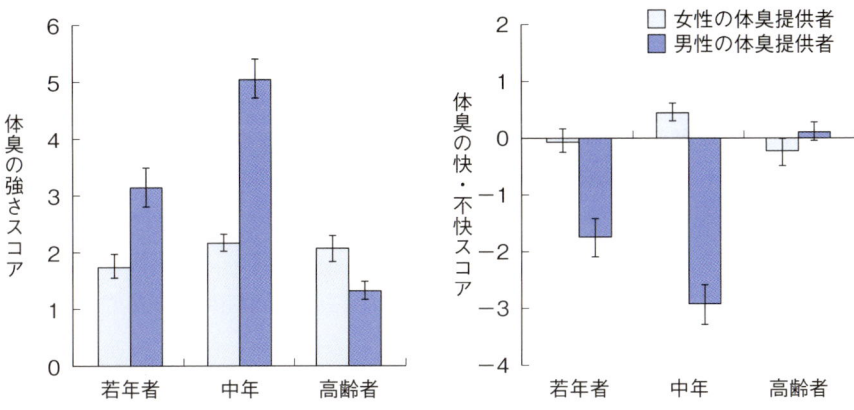

図24 ● 体臭の強さと快・不快スコア (Mitro S, et al. PLoS One. 2012; 7: e38110)

ようですね…. 私ももう若いわけではないので，気をつけたいと思います.

子どもの野菜嫌いを治す方法

　私はピーマンが嫌いです.「好き嫌いはダメ」と言われ続けて何十年と経ちましたが，それでもピーマン嫌いは治りませんでした．子どもにどうやって教育しようか，今から悩んでいます．「お父さんはピーマンアレルギーなんだよ」と言おうか….
　──とまあ，そんな個人的な話はどうでもよくて．野菜嫌いを治す方法にはたくさんの方法がありますが，この給食トレイに写真を貼りつけるという研究には驚かされました．

> Reicks M, et al.
> Photographs in lunch tray compartments and vegetable consumption among children in elementary school cafeterias.
> JAMA. 2012; 307: 784-5.

　これは小学校の給食トレイに野菜の写真を貼りつけるという手法で，児童の野菜摂取を介入日と非介入日で比較した研究です．介入日と非介入日は3カ月の間を空けて設定されたため，両日とも同じ食事メニューが用いられました．非介入日では児童自身がアップルソース，オレンジスライス，豆，ニンジンを自由に取り分けますが，研究グループは介入日に給食トレイにニンジンと豆の写真を貼りつけてみたそうです．給食の後，野菜の摂取について調べました．
　この介入によって豆を食べた児童が6.3％から14.8％に，ニンジンを食べた児童が11.6％から36.8％に増えたそうです（いずれも $p < 0.001$）．全体的には，この介入によって児童1人あたりの豆やニンジンの摂取量が有意に増加しました（いずれも $p < 0.001$）．
　2日だけの限定的な研究であるため筆者も断言は避けていますが，この給食ト

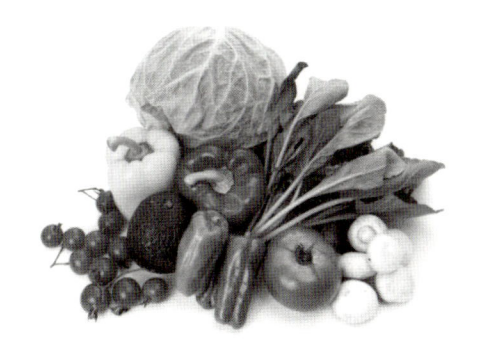

レイに写真を貼りつける方法は，100トレイあたり3ドル・20分という低コストパフォーマンスであることから，児童の野菜摂取量を増やすにはよい方法ではないかと考察されています．

　それでもなお，子どもの野菜摂取量は少ないことが指摘されており〔J Am Diet Assoc. 2009; 109（2 Suppl): S67-78〕，不足する栄養を摂取する方法が模索されています．私が個人的に「いいな」と思ったものは，プロのシェフが介入する作戦です（Appetite. 2014 Aug 27.［Epub ahead of print］）．少しやりすぎでしょうかね．ピーマン嫌いの私がこんなことを書いても何の説得力もありませんが…．

コラム 医学論文よもやま話④
医学論文の著者の順番　その1

■ はじめに
　症例報告であろうと原著論文であろうと，医師は"論文"を執筆する機会があると思います．筆頭著者（ファーストオーサー）には，共著者の順番を一体どうすればいいのかと悩んだことがある人が多いでしょう．

■ 共著者の順番
　物理の世界，特に素粒子系の論文では共著者数が1,000人を超えることもあるため，共著者はアルファベット順に並べられるのが一般的です．驚くべきことに，2,500人以上の著者が存在する論文もあるようです．

> The ALEPH Collaboration, the DELPHI Collaboration, the L3 Collaboration, the OPAL Collaboration, the SLD Collaboration, the LEP Electroweak Working Group, the SLD electroweak, heavy flavour groups. Precision Electroweak Measurements on the Z Resonance. Phys Rept. 2006; 427: 257-454.

　このような極端な例はさておき，一般的な医学論文の著者は，有名ジャーナルの場合20～30人くらいになることもありますが，普通は5～10人程度です．
　投稿する医学論文や投稿コーナーによって著者の上限が決まっています．たとえば，8人を著者にしたいと考えていても，5人までという規定がある場合には残りの3人は原則的に著者に入ることができません（カバーレターに「あと3人を入れてください」とお願いすることで許可されることはありますが）．そのため，やむなく著者に入ることができなかった人たちはAcknowledgementの部分で"謝辞"として登場することが多いです．この謝辞に入った人は，論文情報としてはその名前は正式には登録されません．正式に登録というとなんだかおかしな言い回しの気がしますが，論文情報として登録される名前はあくまで著者のみなのです．
　論文の著者が5人だった場合を想定してみましょう．たとえば「机の引き出しにおけるタイムマシンの安全性」という論文を書いた5人の著者がいた場合，筆頭著者である野比のび太は，その研究に取り組み論文を書いた人間です．当然ながら彼が一番この論文に貢献した人間なので，1番目に登場するわけです．ここで悩ましいところは，第2著者であるドラえもん以降の扱いだと思います．
　最近の欧米の医学論文に目を向けると，共著者は研究の貢献順に並べられていることが多いようです．そのため，論文を書いたのび太の次に貢献度が高いのは，タイムマシンを家の引き出しに設置したドラえもんということになります．しかし日

> ***DORA Journal***
> Safety of time machine in a desk drawer
> Nobita Nobi, Doraemon, Shizuka Minamoto,
> Suneo Honekawa, and Takeshi Goda.

本の場合は，教授やリーダーが論文の共著者の最後に存在する傾向が強く，のび太～剛田武（ジャイアン）の5人の中では，のび太の次にラストオーサーであるジャイアンの貢献度が高いという意味をなすことが多いのです．

　国ごとに著者順のルールが違う理由の1つとして，たとえば日本では旧帝大による研究業績評価法の歴史があります．この評価方法は，筆頭著者とラストオーサーに高い評価が与えられる仕組みになっています．この方式での評価が過去に行われていた歴史があり（現在も使用している大学はありますが），ラストオーサーの立ち位置が非常に高いものになったのだろうと思います．そのため，現在の日本では，その研究におけるラストオーサー（ジャイアン）が一番ポストの高い人間と位置付ける暗黙の決まりがあります．

　国によってこのルールが異なるため，雑誌によってはAuthor's Contributionという，"誰が何にどう貢献したのか"という細かい記載を求めることもあります．有名雑誌ほどAuthor's Contributionを求める傾向にあります．

■ Corresponding author

　ところで，医学雑誌に論文を投稿する際，匿名化した査読（peer review）を受けることになります．その際，corresponding author（連絡著者）を決めなければなりません．これは，研究に対して医学雑誌社とのやりとりを行う代表者であり，その論文について最も理解している人が果たす役割です．

　欧米の場合だと，筆頭著者であるのび太や貢献度が高いドラえもんがcorresponding authorになることが多いのですが，日本の場合だとのび太やリーダーのジャイアンがcorresponding authorを兼任します．しかし，スネ夫とジャイアン，あるいはドラえもんとジャイアンの貢献度に優劣をつけがたい時，一方をラストオーサーに，他方をcorresponding authorに指定することもあります．これは，後述するギフトオーサーシップではないかとの厳しい意見も一部ではあるようです．

（その2へ続く）

5章

クスリにまつわる
5の医学論文

人種差別を減少させる薬が存在する？

　人種差別は，「racial discrimination」というのが一般的ですが，偏った観念という意味で「racial bias」という言い方をされることもあります（厳密には意味が違うらしいですが，その説明は割愛します）．
　一時期インターネットで話題になった医学論文なのでご存知の方も多いかもしれませんが，紹介しましょう．

> Terbeck S, et al.
> Propranolol reduces implicit negative racial bias.
> Psychopharmacology (Berl). 2012; 222: 419-24.

　白人の健常ボランティア 36 人を β 遮断薬であるプロプラノロール 40mg を投与する群とプラセボを投与する群にランダム化割付した二重盲検試験があります．これらの内服から 1 〜 2 時間後に人種についての潜在連想テスト（implicit association test: IAT）を受け，コンピュータの画面で黒人と白人の写真を見せることで，好ましいグループか否定的なグループかに分類させました．
　一度受けてみるとわかるのですが，IAT とはコンピュータ画面中央に表示さ

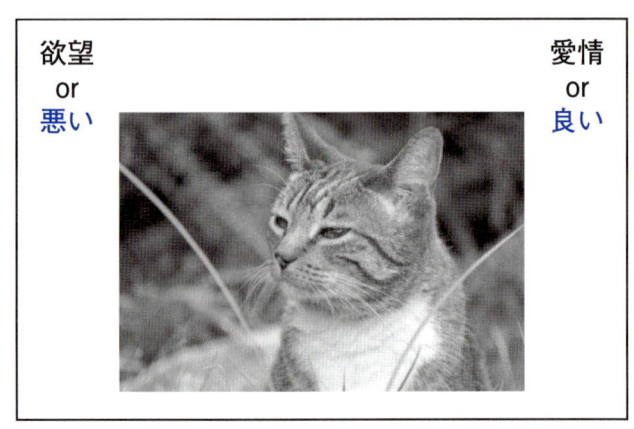

図 25 ● 潜在連想テスト (implicit association test: IAT)

れる写真が，右側のカテゴリーに属するのか，それとも左側のカテゴリーに属するのかを，できるだけ素早く判断し分類する作業を何度も繰り返すテストです（図25）．いろいろなカテゴリーが左右に表示され，瞬時にその写真がどのカテゴリーに属するかを判断します．

この試験の結果，プロプラノロールは心拍数を減少させ，また人種に対するIATでは，人種に対する偏見をなくす方向に偏りをみせました．一方，プラセボ投与群はこうした傾向がなかったと報告されています．

人種差別のように潜在的に抱いている価値観を検証する手法としてIATは優れているとされていますが，プロプラノロールが本当に影響をもたらしたのかどうかははっきりと断言できないと思います．ディスカッションで，プロプラノロールは扁桃体レベルあるいは末梢の交感神経系に作用した可能性が示唆されていますが，この試験では神経学的な検査はされていないので，真実は闇の中です．

ゴキブリの抽出物ががんに効く！？

「○○ががんに効く！」「△△でがんが消えた！」なんて広告をよく見かけますが，その多くは妥当な臨床試験が組まれていないもので，私たち臨床医も眉唾物として見ていることが多いです．ヒトを対象にした臨床試験で一定の効果があったものを私たちは抗がん剤として使用しているわけです．

さて「ゴキブリががんに効く！」なんて言われても誰も見向きもしないと思いますが，探してみるとそういう研究はあるもので……．ちなみに私はゴキブリが大キライで，パソコンでタイプすることすらはばかられるため，8ページと同じくここでも「コックさん」と呼ばせてください．

> *Wang XY, et al.*
> *Chemotherapeutic effects of bioassay-guided extracts of the American cockroach, Periplaneta americana.*
> *Integr Cancer Ther. 2011; 10: NP12-23.*

この中国の論文はワモンゴキ…じゃなかった，ワモンコックさん（*Periplaneta americana*）の抽出物ががんに効果的であるという報告です．そもそも，中国ではコックさんが肝炎，外傷，胃潰瘍，熱傷，心疾患に効果的であるという民間療法があり，コックさんの研究では世界一なのです．PAE60 というコックさんの抽出物を使って，12 のヒトがん細胞株（Eca109，BGC823，HO8910，LS174T，CNE，HeLa，K562，PC-3，A549，BEL 7404，HL-60，KB）に対して検査を行いました．

　その結果，PAE60 は HL-60，KB，CNE，BCG823 に対して抗腫瘍効果をもたらすことが明らかになりました．また，S180 担癌マウスにおいて PAE60 はシクロホスファミド治療と比較して腫瘍増殖を抑制させる効果が確認されました（$p < 0.05$）．他にも単純ヘルペスウイルス 2 型に対する抗ウイルス活性も報告されています．

　もちろん抗がん剤と比較するとコックさんの抽出物の効果は弱いと思いますし，ヒトに対する臨床試験を実施するにはいささか反対意見も出そうなので，こういったオドロキの研究もあるんだということを頭の片隅に入れておく程度でよいかもしれません．

　ちなみに中国の研究にはコックさんの抗腫瘍効果を報告した論文が他にもあり，古い報告では 20 年以上前にその効果が期待されていました（J Ethnopharmacol. 2012; 141: 178-82, Zhong Xi Yi Jie He Za Zhi. 1986; 6: 647-50, 643）．さすが中国です．

　コックさん以外の昆虫では，たとえばクモの抽出物に骨髄性白血病 K562 細胞株や上記の細胞株 HeLa に対する抗腫瘍効果があるという報告がいくつかあります（Leuk Res. 2012; 36: 1063-6，Acta Pharmacol Sin. 2005; 26: 369-76）．

浮気は医学的に予防できる !?

　テレビで取り上げられたことがある内容ですが，オキシトシンは「浮気防止ホルモン」として注目が集まっています．「浮気は男の病気よ！」なんて言う女性もいると思います．そんな浮気に治療法があるのなら…．

Scheele D, et al.
Oxytocin modulates social distance between males and females.
J Neurosci. 2012; 32: 16074-9.

　私たちは日常生活において，一定のパーソナルスペースで男女の距離を保っています．パーソナルスペース内に他人が入ることで不快感を感じます．この研究は，オキシトシンが男女間のパーソナルスペースに与える影響を調べたものです．

　この二重盲検ランダム化試験では，57人の健常男性ボランティア（恋愛対象は異性）に対して，鼻腔内にオキシトシン（24IU：片鼻12IUずつ）あるいはプラセボ（生理食塩水）を投与しました．57人のうち27人が独身でした．この試験では，魅力的な女性検者と会話などをする上で理想的な距離を測る介入が行われました．

　検者である女性あるいは被験者が2m先から歩いてくるパターン（Far）と，30cmの近距離から離れていくパターン（Close）の2つの方法をとります．その際に，目を合わせるパターン（Eyes）と合わせないパターン（No eyes）も検証されました．そのため，距離の測定はFar-Eyes，Far-No eyes，Close-Eyes，

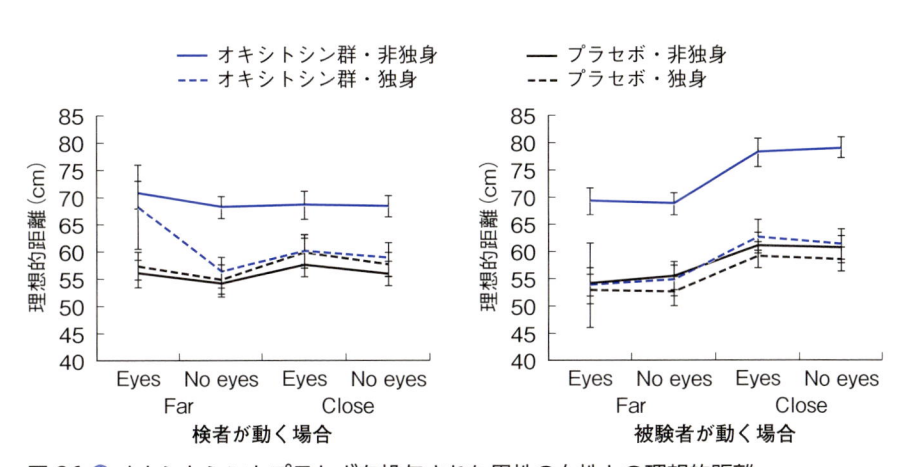

図26 ● オキシトシンとプラセボを投与された男性の女性との理想的距離
(Scheele D, et al. J Neurosci. 2012; 32: 16074-9)

Close-No eyes の4パターンとなります．どちらが動く場合であっても，オキシトシンを投与された非独身男性は最も距離をあけたという結果でした（図26）．この論文ではもう1つランダム化試験が行われているのですが，割愛します．

　オキシトシンは信頼や愛着の形成に関与するホルモンと言われています（Nature. 2005; 435: 673-6）．この女性との距離の結果が，夫婦間での信頼に基づく結果なのかどうか定かではありませんが，いくつかのメディアでは「浮気防止ホルモン」として取り上げられました．実際に，夫婦で議論するような状態であっても，好ましい会話を成立させる作用が報告されています（Biol Psychiatry. 2009; 65: 728-31）．

　だからと言って，「じゃあウチの旦那にオキシトシンを…」というのは少なくとも医療から外れた行為だと思いますので，オススメしません．そもそも，「浮気＝治療が必要な病気」という式が成立するかどうか，そこから議論を始めなければなりません．あまり規模の大きな試験ではありませんし，願わくはこの試験結果が，オキシトシンとは関係のない信頼という交絡因子がもたらしたものであればと思わずにいられません．

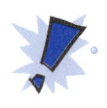

偽薬の沙汰も金次第？—プラセボと薬価の関係

　「ジェネリック医薬品に変えてから全然効果がないのよー」と言う患者さんが時々いますが，もしかしたらプラセボ効果の減少を見ているだけのかもしれません．錠剤の値段を下げて投与していることをアピールすると，鎮痛効果が減少するという興味深い論文がありました．

> Waber RL, et al.
> Commercial features of placebo and therapeutic efficacy.
> JAMA. 2008; 299: 1016-7.

　これは，同じ薬であっても薬価によって鎮痛効果に差が出るかどうか調べたアメリカの研究です．82人の健常者に対して，手首に軽い電気刺激を与えて疼痛

を計測しました．疼痛評価は，VAS（visual analog scale）を用い，100ポイントスケールで痛みを評価してもらいました．プラセボは有効成分が一切なく，全員が同じプラセボを使用しました．しかし対象者の半分には「この錠剤は痛みに効く新薬で1錠あたり2.5ドルです」と説明したパンフレットを，残り半分には「この錠剤はさらに10セント値下げされたものです」と説明したパンフレットを渡して，プラセボの投与前後で痛みを測定しました．値下げ幅はたいした額ではありませんが，やはり"プライスダウンしてます！"というアピールが消費者に与える影響は大きいのでしょう．

その結果，2.5ドル群では85.4％の被験者が疼痛の軽減があったと回答し，2.4ドル群では61％の被験者が疼痛の軽減があったと回答しました（p = 0.02）．刺激強度ごとの疼痛の減少を図27に示します．数値が大きいほどプラセボ内服前後で疼痛の減少が大きいことを表します．

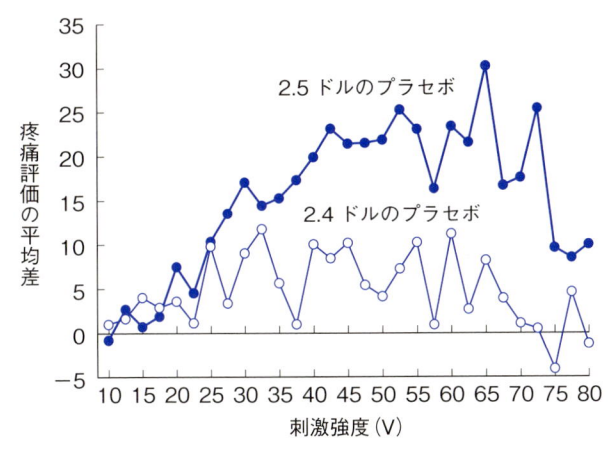

図27 ● 刺激強度と疼痛の減少
(Waber RL, et al. JAMA. 2008; 299: 1016-7)

ということは，「これは本当はかなり高価な薬剤なんです！」と言った方が鎮痛効果は大きいのかもしれません．うーん，しかしウソはよくありませんね．それにしてもプラセボ効果ってすごいなあと改めて感じさせられます．

薬物におぼれた麻酔科医は現場に復帰してもよいか？

　麻酔科の事情に詳しいわけではありませんが，おそらく日本では「麻酔科医の薬物依存」は許されない風潮があると思います．アメリカのマウントサイナイ病院から，これに関する2つの論文を紹介しましょう．いずれも同じ著者の論文です．

> Bryson EO, et al.
> One approach to the return to residency for anesthesia residents recovering from opioid addiction.
> J Clin Anesth. 2008; 20: 397-400.

　オピオイドなどの薬物依存の治療を終えた麻酔科レジデントが臨床麻酔のトレーニングプログラムに戻ろうとすると，高い頻度で中毒の再発が起こります．ひどい場合，それによって麻酔科レジデントは死亡することもあります．

　この研究は，オピオイド依存の治療を終えた麻酔科医に対してさらに追加で治療プログラムを課し，すぐには現場復帰できないように強化治療を試みたものです．研究を組むこと自体がきわめて困難なためか，参加被験者はたった5人しかいませんでした．彼らはオピオイド依存の治療を終えた後，臨床麻酔に復帰する前に追加治療プログラムを受けさせられました．さらに麻酔シミュレーターを使って1年訓練を受けました．その後ようやく臨床麻酔のトレーニングを受けることが許可されました．

　この結果，プログラムに参加した5人のレジデントのうち，3人がプログラムを完遂し，麻酔科医としてその後働くことができるようになりました．

> *Bryson EO.*
> *Should anesthesia residents with a history of substance abuse be allowed to continue training in clinical anesthesia? The results of a survey of anesthesia residency program directors.*
> *J Clin Anesth. 2009; 21: 508-13.*

　そして，この筆者は麻酔科のトレーニングプログラムを統括している131のプログラム責任者へメールを送りました．そのうち回答が得られた91のプログラムを調べたところ，56人（62％）のプログラム責任者が過去10年間に少なくとも1人のレジデントが薬物乱用を起こしたと回答したそうです．

　薬物乱用の治療を終えた後も，レジデントの乱用の再発率は29％もあったそうです．その再発のうち，10％は死亡したという結果でした．プログラム責任者の43％は薬物中毒からレジデントが復活してプログラムに再び戻ってくれると信じていた一方で，30％はもう臨床麻酔に戻るべきではないと考えていました．

　アメリカでは麻酔科レジデントの1.6％が薬物依存にあると報告されています（Anesth Analg. 2002; 95: 1024-30）．おそらく日本よりも圧倒的に高い数字だと思います．

　日本とは違って，アメリカには薬物依存に比較的寛容な社会背景があるのかもしれません．麻酔科医が自分自身をコントロールできるような思慮深さを持つことが何より大事だと思います．

> コラム　医学論文よもやま話⑤
医学論文の著者の順番　その2

■最初の3人

　文献が他雑誌で引用される時に"最初の3人のみを記載し，その後に「et al.」をつけること"という決まりがある場合があります．3人目のしずかちゃんはデータ解析をしただけなのに，最も上司であるジャイアンの名前が掲載されないというのは，ジャイアンからしてみればあまり気持ちのいいものではない可能性もあります．ラストオーサーかつ corresponding author であるにもかかわらず，海外では貢献度の高い共著者とは認識されないおそれがあります．

　そのため日本の暗黙のルールに従った場合，最も上司にあたるラストオーサーが最初の3人に入らないために掲載されないという不具合を生じることがあります．もちろんそんなことは別にたいしたことじゃないとおっしゃる方も多いと思いますが，重要なボスの名前が引用されないことがいささか問題になるケースもあるようです．

> Reactions to Discussions About Ijime in a School. *Dora J.* 2013 ; 3(5): 211-214.
> 41. Doraemon, Nobi T, Minamoto S, et al. Evaluation of a Secret Pocket for Nobita and others: randomized controlled trial. *Dora J.* 2013 ; 13(2): 255-258.
> 42. Minamoto S, Dekisugi E, Nobi N, et al. Peeping at someone through secret tools by Doraemon. *Dora Sci.* 2013 ; 11(3): 1422-1431.
> 43. Nobi N, Nobi T, Dorami, et al. Perception of Dokodemo-door in mechanical

　海外の場合だと corresponding author かつ最も貢献度が高い上司が2番目に来ることが多いので，こういった不具合はあまり見受けられません．

■オーサーシップのモラル違反

　共著者は，論文の内容についての共同責任を負います．論文の捏造などの不正行為はともかくとして，共著者全員が論文の内容すべてに責任を負うのというのが国際的なルールになっています．そのため，貢献度が高くないのにもかかわらず，仕事上での義理や利害関係があるオーサーシップ（ギフトオーサーシップ）はモラル違反とされています．極端なギフトオーサーシップだと，ロシアの有機元素化合物研究所のユーリ・ストルチコフが10年間で948本の論文の共著者になっており，同施設を利用する見返りとして施設職員を共著者に入れるのが常習化していたことによるものでした．

　オーサーシップを扱った論文のシステマティックレビューでは，29％にオーサーシップの非適正使用が報告されています（図28）．

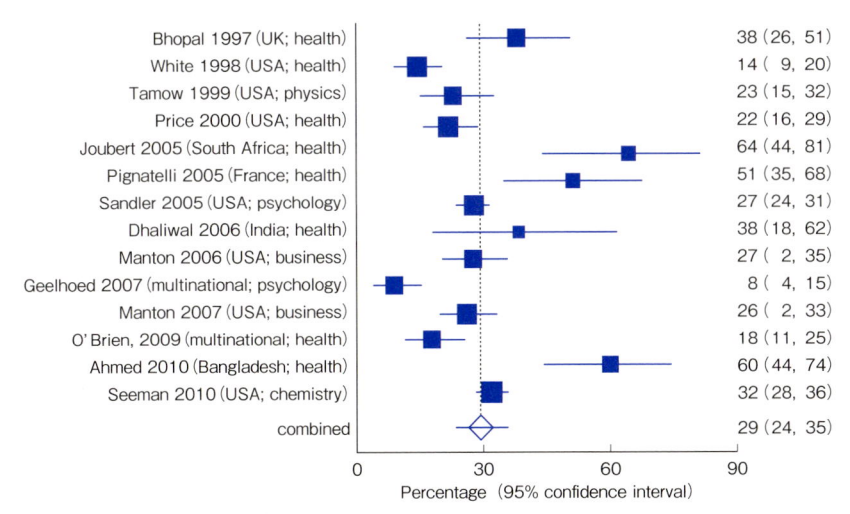

研究	Percentage (95% CI)
Bhopal 1997 (UK; health)	38 (26, 51)
White 1998 (USA; health)	14 (9, 20)
Tarnow 1999 (USA; physics)	23 (15, 32)
Price 2000 (USA; health)	22 (16, 29)
Joubert 2005 (South Africa; health)	64 (44, 81)
Pignatelli 2005 (France; health)	51 (35, 68)
Sandler 2005 (USA; psychology)	27 (24, 31)
Dhaliwal 2006 (India; health)	38 (18, 62)
Manton 2006 (USA; business)	27 (2, 35)
Geelhoed 2007 (multinational; psychology)	8 (4, 15)
Manton 2007 (USA; business)	26 (2, 33)
O'Brien, 2009 (multinational; health)	18 (11, 25)
Ahmed 2010 (Bangladesh; health)	60 (44, 74)
Seeman 2010 (USA; chemistry)	32 (28, 36)
combined	29 (24, 35)

図 28 ● オーサーシップの非適正使用の報告頻度 (Marusić A, et al. A systematic review of research on the meaning, ethics and practices of authorship across scholarly disciplines. PLoS One. 2011; 6: e23477)

■ まとめ

以上をまとめると，5人の位置づけとしては日本の場合だと以下のケースが最も多いパターンだと考えられます．

筆頭著者（ファーストオーサー）：草稿を書いた人，一番貢献度が高い人
第 2 著者：筆頭著者を補佐してくれた直属の上司あるいは部下，2番目に貢献度が高い人，corresponding author になることがある
第 3 著者：第 2 著者の次に貢献度が高い人
第 4 著者：第 3 著者の次に貢献度が高い人，2番目に立場の高い人，corresponding author になることがある
ラストオーサー：最も立場の高い人，corresponding author になることが多い

海外の流れに合わせるのであれば，日本の著者順も貢献度に応じて記載すべきではないかと思います．あるいは数学論文のようにアルファベット順に記述していくスタイルでもいいのかなあとも思います．いずれにしても，国内だけでなく医局内でも暗黙のルールのようなものが存在することがあるので，少し上の先輩にまず相談するのが無難だろうと思います．

（登場する医学雑誌名，論文タイトル，著者名はすべて架空のものです．）

6章

運動とスポーツにまつわる
7の医学論文

サッカーのヘディングは脳白質にダメージを与える？

　私はスポーツ少年団で野球をやっていたので人並みには野球はできるのですが，サッカーは苦手で，リフティングは頑張っても5回くらいしかできません．いや，5回できたら上出来です．

　イングランドでサッカーが始まった当初，サッカーボールは革製で，水を吸い込んで重量が増すと「鉄球のように重い」と言われたそうです．その状態でヘディングをしたために頸部に致命的な外傷を負ったケースもありました．今のサッカーボールは軽量化されてはいますが，これが何度も生涯にわたって頭にボンボンと当たり続ければ，どうなるのでしょう．

> Lipton ML, et al.
> Soccer heading is associated with white matter microstructural and cognitive abnormalities.
> Radiology. 2013; 268: 850-7.

　サッカーにおけるヘディングが脳にどのような影響を与えるか調べた研究です．37人のアマチュアサッカー選手に脳震盪を起こした際アンケートに答えてもらい，過去12カ月のヘディング状況を調べました．サッカー選手の平均年齢は30.9歳で，29人（78％）が男性でした．そして，脳の拡散テンソルMR画像が行われました．拡散テンソル画像は，さまざまな疾患で他のMRI撮像法よりも鋭敏に異常を検知することができるのではないかと期待されています．このパラメータとしてfractional anisotropy（FA）値が用いられるのですが，その詳しい説明は割愛します（私も詳しくないので）．ここでいうFA値の低下域があるというのは，白質の損傷を示唆すると考えてよいと思います．

　登録された37人のヘディング回数は過去1年間で32回〜5400回でした（中央値432回）．それにしてもヘディングの回数なんて覚えているものでしょうか．私なんて昨日の晩食べたものすら思い出せないのに…．そんなことはさておき，ヘディングは脳の側頭後頭葉白質のFA値の低値と相関がみられました．ま

た FA 値が低いと，記憶スコアの成績も悪かったそうです（p＜0.00001）．しかしながら，脳震盪の回数と FA 値には相関性はありませんでした．この論文ではヘディング回数でカットオフ値を設定して解析されているのですが，結論から言えば 1 年間のヘディング回数は 2000 回を突破しない方が無難だろうと思いました．

　ヘディングと認知機能の関連についてはまとまったレビュー（J Athl Train. 2001; 36: 328-33）があるくらいスポーツ医学では議論が盛んなのですが，一般の方々にはこういった情報は伝えられません．専門家によれば，サッカーの時にヘッドギアをつけたらどうかという意見もありますが，見栄えが悪くなるかもしれないのでファンから反対が出そうですね（Curr Sports Med Rep. 2011; 10: 324-9）．1 試合の中で使えるヘディングの回数を制限するというアイディアもあるそうです．ここぞという時にヘディングするというのも面白いかもしれませんが，やはりファンから反対が出そうです．

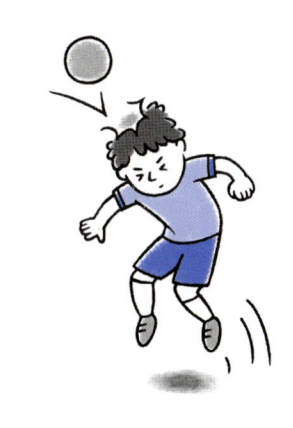

新しいスキー用品を買うと怪我をしやすくなる

　アルペンスキーという言葉があります．これはスキーの原型であるノルディックスキーから分化し，ビンディングの踵を固定することにより滑降に特化して発達したスキー技術で，私たちが一般的に目にするスキーはこのアルペンスキーに該当します．踵を固定しないタイプはノルディックスキーです．ちなみに私は生まれてこのかた，今まで数えるくらいしかスキーをしたことがありません．えっへん．

> Hasler RM, et al.
> Are there risk factors in alpine skiing? A controlled multicentre survey of 1278 skiers.
> Br J Sports Med. 2009; 43: 1020-5.

　これはアルペンスキーヤーの外傷について調べたヨーロッパの3施設の共同研究です．2007年11月から2008年4月までのスキー外傷患者782人に対してアンケートを行いました．そのアンケート結果は496人のコントロール患者と比較されました．
　アンケートの結果，たとえば以下のような項目がアルペンスキー外傷を起こしやすい要因として報告されました．すなわち，新しいスキー用品を購入したこと，人工雪や新雪ではなく古雪や粉雪だったこと，滑走スピードが遅いこと，薬物の使用などです．―――ということは，新しいスキー用品を購入して古雪・粉雪エリアで滑ろうとすると，怪我をしやすいということになるのかもしれませんね．
　どの部位に外傷をきたしやすいかといえば，いくつか報告がありますが膝が43％，肩が12％という報告があります（Wilderness Environ Med. 2013; 24: 417-21）．ワールドカップのプロスキーヤーでも膝の外傷が最も懸念されており，オリンピックやワールドカップごとに論文が出版されているようです（Br J Sports Med. 2009; 43: 973-8）．25年という観察期間を設けたフランスのプロスキーヤーを対象とした大規模研究では，選手の30％近くが少なくとも1回の前十字靱帯損傷を経験しているという結果が得られています（Am J Sports Med. 2007; 35: 1070-4）．

雪崩からの生還―死は18分間待ってくれる

　スポーツの項目に入れてよいものか迷いましたが，登山やウィンタースポーツの最中に巻き込まれる可能性があるのでここに記載します．

子どもの頃，雪崩に巻き込まれたら雪の中で頑張って手を動かして地上まで穴を掘ればいいんじゃないかと思ったことがあります．しかし，実際に雪崩に巻き込まれた人の体験談をテレビで観て，浅い雪の中でない限りほぼ不可能であることを知りました．そのため，雪崩の中からいかに早く救出してもらうかという点が生死を分けます．

そんな山岳医学の分野で有名なレビューを紹介したいと思います．

> *Brugger H, et al.*
> *Field management of avalanche victims.*
> *Resuscitation. 2001; 51: 7-15.*

これは，1981年から1998年までの間，国際山岳救助連絡協議会（International Commission for Alpine Rescue：ICAR）に登録された雪崩の被災者のデータに基づいたレビューです．雪崩に埋まってしまった被災者は，18分の間は生存率91％という数値なのですが，そこから急速に生存曲線がダウンしていることがわかります（図29）．そのため，"**雪崩に埋まった後，死は18分間待ってくれる**"という格言めいた言葉もあります．120分を超えると，窒息や低体温によって生存はほぼ絶望的になります．

35分まで急速に生存率がダウンし続けることから，少なくとも35分以内に救

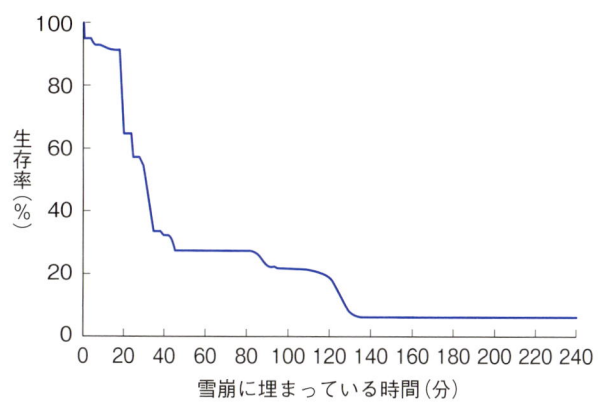

図29 ● 雪崩の被災者の生存曲線
(Brugger H, et al. Resuscitation. 2001; 51: 7-15)

出することが山岳医学的に重要になります．そのため，雪崩の起きやすい山に入山する場合は，チーム内でのビーコン装着は必須でしょう．

　ちなみにカナダの別の論文では，このスイスの生存曲線よりも生存率の低下が有意に速く，死は 18 分間も待ってくれない可能性があることは知っておくべきでしょう（CMAJ. 2011; 183: 789-95）．

　2009 年の報告では，雪崩の死因を剖検で分析したところ，75％が窒息，24％が外傷死とされています（CMAJ. 2009; 180: 507-12）．最近では，首のまわりにエアバッグのついたライフジャケットが雪崩救出を早めるという報告もあります（Resuscitation. 2014; 85: 1197-203）．

看護師が太極拳を習うと仕事の生産性がアップする!?

　決してベテランの看護師さんの仕事の効率が悪いというわけではありませんが，この研究は太極拳によって仕事の効率を上げることができるのではないかというきわめて奇抜な研究です．そもそもなぜこのような研究を思い立ったのか謎です．

> Palumbo MV, et al.
> Tai Chi for older nurses: a workplace wellness pilot study.
> Appl Nurs Res. 2012; 25: 54-9.

　このパイロット研究は，太極拳プログラムが身体的・精神的健康の改善による費用効果の向上，仕事によるストレスの減少，仕事の生産性の向上に寄与するかどうかを調べるために，ベテラン看護師さんを対象としたものです．太極拳を習う場合（太極拳群）と習わない場合（コントロール群）にランダムに割り付けて調査が行われました．

　登録された看護師さんは全員女性で，平均年齢は 54.4 歳でした．6 人が太極拳群，5 人がコントロール群です．小規模な試験ですが，研究の特性上致し方あり

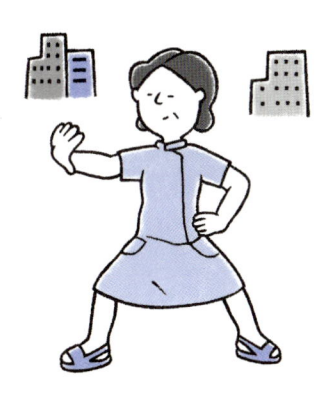

ません．太極拳は週に1回45分間の教室を開催し，そして少なくとも週4日は1日10分の太極拳を各自行うよう指導されました．このプログラムを15週間続けました．

その結果，太極拳群では予定外の休暇取得がなく，コントロール群では試験期間中49時間の予定外の不在期間が出てしまったそうです．これは大きなコストの差につながると同時に，太極拳はそのロスを抑えることができるのではないかと考えられました．また，太極拳は身体的・精神的健康や仕事のストレスを軽減する傾向にはありましたが，統計学的に有意差はみられませんでした．そして，太極拳は看護師さんの仕事の生産性を3%向上させました（p = 0.03）．これはWLQ（Work Limitations Questionnaire）というツールを用いて評価されました．これは，時間管理，身体活動能力，精神面・対人関係，仕事の成果の4分野の25問で構成された質問票で，欧米では医療経済分野の研究に広く活用されています．詳しいことは割愛しますが，被験者の健康上の問題による仕事上の制約を特定のアルゴリズムで集計することで，生産性の低下割合の推計が可能になるそうです（Qual Life Res. 1998; 7: 23-32）．

病院によっては部活があり，いろいろな運動をしている看護師さんも多いと思います．太極拳がここまで仕事の生産性を向上させるならば，病院経営のためには太極拳の習得はほぼ必須条件と言えるでしょう．しかしこの研究はあまりにも被験者が少ないので，こういう面白い研究もあるのだと頭の片隅に入れておくくらいでよいかもしれません．

バンジージャンプで眼から出血

　私は絶叫マシンが苦手です．絶叫すらできないくらい苦手です．わかりやすく言うと，ユニバーサルスタジオジャパンのジュラシックパークのアトラクションすら厳しいです（逆にわかりにくいか…）．そんな私にとってバンジージャンプは自殺行為に近いくらいコワイものなのです．

　日本で初めてバンジージャンプが設置されたのは 1994 年で，比較的新しいアトラクションです．バンジージャンプと眼症状についてはたくさんの報告があるのですが，その中でも新しい症例報告を紹介したいと思います．

> Hassan HM, et al.
> Ocular complications of bungee jumping.
> Clin Ophthalmol. 2012; 6: 1619-22.

　この症例報告は，24 歳の女性がバンジージャンプを行った後に起こった悲劇を記したものです．クレーンの上からジャンプしたあと，彼女は左眼の視力障害を訴えました．彼女の両眼は真っ赤でした．なぜなら，両眼の結膜下出血を起こしていたからです．

　彼女は小児期のてんかんの既往歴がありましたが，それはすでに軽快しており，その時は何も投薬はされていませんでした．また眼に関する外傷や疾患には罹患したことはありませんでした．彼女がバンジージャンプの後病院に搬送された時，意識レベルはクリアでした．また神経学的な所見や頭部画像検査などでも何も異常はありませんでした．

　しかし，右眼の視力は 0.00LogMAR（一般的な視力 1.0 相当）だったものの，左眼の視力は 1.08LogMAR（一般的な視力 0.1 相当）に低下していました．光干渉断層計（OCT）では左眼の中心窩の網膜剝離がみられ，蛍光眼底造影検査では左眼の黄斑下出血がみられました．1 週間後にはこれらの所見は回復したのですが，彼女の視力障害は完全には戻りませんでした．網膜電図では黄斑部の障害が示唆されました．

　その後彼女の視力がどうなったのかはこの論文には詳しく記載されていません

でしたが，とにかくバンジージャンプは人によっては眼科的に危険であることは否めません．どうやら網膜の血管内圧が上昇することが一番の問題のようですが，これを起こす人と起こさない人の決定的な差は不明です〔Eye (Lond). 1994; 8 (Pt 6): 710-1, Lancet. 1994; 343: 853〕．

赤ちゃんを強くゆすぶると"揺さぶられっ子症候群"を起こすことは有名ですが，この時，結膜下出血や網膜出血を起こすことがあります．この機序はおそらくバンジージャンプによる視力障害と同じものだと考えられています．

チアリーディング外傷
―平均 1.4m の高さからの落下

私が子どもの頃，チアリーディングはスポーツではなく女性の応援団のようなイメージがありました．当時は日本ではまだまだチアリーディングは普及していなかったように思います．今ではチアリーディングは1つの競技として認知されており，メディアでも頻繁に取り上げられていますね．

女性たちが（男性競技者ももちろんいますが）幾重にも人間の塔をつくって宙を舞う姿には圧倒されますが，医療従事者として心配させられる部分もあります．あんな高いところから落ちて大丈夫だろうか，と．

> Shields BJ, et al.
> Epidemiology of cheerleading fall-related injuries in the United States.
> J Athl Train. 2009; 44: 578-85.

これはアメリカにおいてチアリーディングによる外傷をプロスペクティブに調べた論文です．チアリーディングの競技者である412チームが登録されました．これらのチームのうち，1年間の間に79人が転落外傷を起こしました．85％は練習中に起こったものでした．スタンツあるいはピラミッドによる外傷が89％を占めていました．チアリーディングの演技は，チア・サイドライン・パート

ナースタンツ・ピラミッド・ジャンプ・タンブリング・ダンスで構成されます．スタンツとは，2人以上で行う組体操のようなもので，ピラミッドもスタンツが組み合わさったものと考えてよいそうです．私はチアリーディングなど演技したことはないので（30歳を超えたオジサンですから），詳しくは知りませんが．

　チアリーディング中に転落した高さは 0.30m から 3.35m までまちまちでしたが，平均の高さ（±標準偏差）は 1.43 ± 0.61m でした．筋挫傷・捻挫が最も多く全体の半数以上を占めていました．筋挫傷・捻挫は特に高校生に多くみられました（図30）．一方15人の重篤な外傷のうち，半数以上が大学生という結果でした．これはおそらく大学生の方が難易度の高い演技を行っていたからではないかと考えられます．

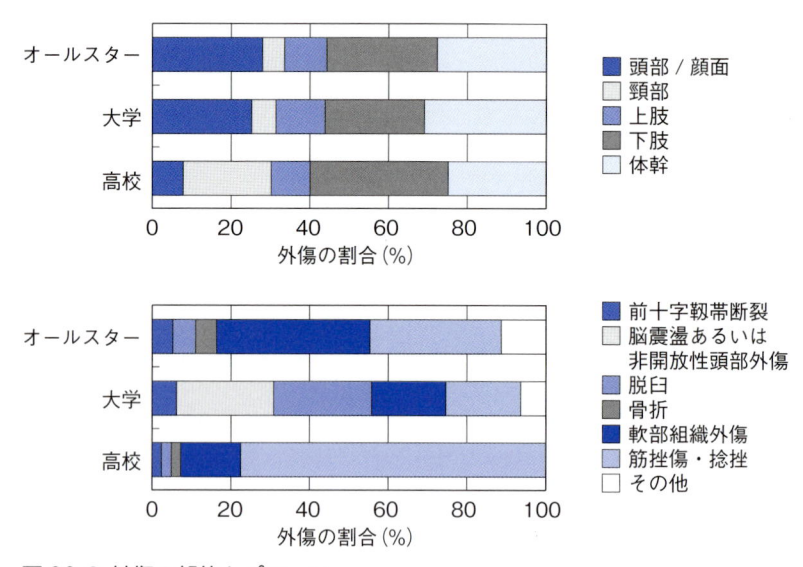

図30 ● 外傷の部位とパターン
(Shields BJ, et al. J Athl Train. 2009; 44: 578-85)

　オールスターチームというのは，年齢は問わずチアリーディングを競技用に特化して演技を行うチームのことで，学校で行うチアリーディングとは違い厳密なルールのもと行っている団体を指します．スタンツの高さや組み重なりの層数まで規定されており，競技としてのチアリーディングには多くのルールが存在します．

ヘルメットをつけて競技すればある程度頭部外傷の重症度が緩和されるのかもしれませんが，この競技自体が魅せるスポーツであるため，フィギュアスケートと同じく，全身を防御する装具をつけるのは現実的ではないのでしょう．

Dance Dance Revolution は Huntington 舞踏病の運動療法として有効か

　Dance Dance Revolution（ダンスダンスレボリューション）は，コナミ（現・コナミデジタルエンタテインメント）のアーケード音楽ゲームです．ゲームセンターで見かけたことがある人も多いでしょう．

　別にゲームの宣伝をするわけではありませんが，このゲームが Huntington 舞踏病の運動療法として有効であるという論文があります．

> Kloos AD, et al.
> Video game play (Dance Dance Revolution) as a potential exercise therapy in Huntington's disease: a controlled clinical trial.
> Clin Rehabil. 2013; 27: 972-82.

　この研究は 18 人の Huntington 舞踏病の患者さん（7 人が男性，平均年齢 50.7 歳）で行われました．患者さんは安全監督のもと，Dance Dance Revolution のプレイ（45 分の手動操作のゲームも加えた）を週に 2 日，合計 6 週間行いました．この試験によって，特に運動に関するアウトカム（両脚支持や運動神経症状など）が有意に改善しました．また，試験が終了した後も，患者の多くは「楽しいからもっと続けたい」と意欲的だったそうです．

　体を動かすタイプのゲームは，確かにリハビリテーションとしても運動療法としても有効だろうと思います．何より通常の運動療法とは違って，そこにはゲームならではの「楽しみ」があります．患者さんを連れてゲームセンターに行くのは現実的ではないと思いますが，院内のリハビリテーションにこういった遊び要

素を取り入れてもよいのではないかと感じました.

　なお，この Dance Dance Revolution．Parkinson 病の患者さんに対する運動プログラムとしての有効性も期待されています（Games Health J. 2013; 2: 235-9）.

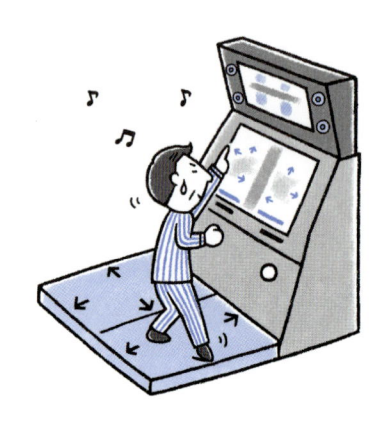

コラム　医学論文よもやま話⑥
院内の抄読会を継続させるにはどうしたらよいか？　その1

■ はじめに
　「継続は力なり」という言葉があります．大正・昭和に住岡夜晃という宗教家が残した言葉であることはあまり知られていません．「英語文献の抄読会を開催しよう！」と意気揚々と抄読会を立ち上げても，いつの間にか立ち消えになってしまった経験のある医師は少なくないはずです．そもそも，忙しい仕事の合間を縫って抄読会を継続すること自体のハードルが高いのです．
　――抄読会（しょうどくかい）という言葉は，医療従事者でなければ耳にすることはないと思います．というのも，一般的に認知されている言葉ではないからです（ほとんどの辞書にも掲載されていないようです）．現代語に訳せば「難しい内容の言葉を読み合う会」という意味になります．英語論文を印刷して和訳を述べるスタイルが最もスタンダードなものでしょう．私が初期研修をしていた病院でも，多くの診療科がこれでした．
　当院にもいくつか抄読会があります．私は自称イクメンでもありますので，家庭の事情もあってすべてに参加できているわけではありませんが，できるだけ参加しようと努力しています．私が今の病院に赴任してまず驚いたのが，朝の抄読会が当時では奇抜なスタイルだったことです．今はその方法がベストだと思っています．当院の実際の抄読会スタイルについては後で詳しくご紹介します．

■ そもそも何のために抄読会をするのか
　おそらく抄読会によって得られる一番のメリットは「**最新の医学論文情報を得ること**」にあります．1つ論文を読んだからといって，その疾患のすべてを知ったと思うのは傲慢ですが，その論文に記載されている疾患背景や治療概要などを再確認するだけでなく，新しい治療として今どういったものがトピックであるかを知ることができる点は大きなメリットです．
　次のメリットは「**医学英語が身に付く**」ということです．私は毎日のように英語の医学論文を楽しみに読んでいますが，英字新聞はほとんど読めません．これは，医学論文の言い回しが独特であることと，私の医学英語の語彙力だけが高いためです．残念ながら，私は社会・経済・芸能・スポーツ関連の英語の単語はほとんどわかりません．医学論文を読めば読むほど医学英語だけが身に付くのは自明の理です．
　他のメリットは「**英語論文を興味を持って読むことができるようになること**」です．私みたいに医学雑誌を娯楽雑誌のように読んでいる医師は別として，すべて

の医師が医学論文を楽しく読めるわけではありません．10ページもある医学論文を読んでも，脳内に快楽物質など微塵も出ない人の方が多いでしょう．しかし英語論文を読むことに慣れれば，何に注意して読めばいいのか，どこに重要なことが書いてあるのか，いつの間にかわかるようになります．要領さえ得られるようになれば，読むことに興味を覚えるようになるはずです．さらに慣れれば，批判的吟味ができるようになります．私はこの批判的吟味が非常に苦手なので偉そうなことは書きませんが，その医学論文が実臨床にインパクトを与えるような内容かどうか，吟味ができるようになります．

　毎日医学論文を読んでいる人に抄読会は不要なのか，と問われればそういうわけではありません．たとえば，私は毎週木曜日の朝に当院で開催される肺がんの抄読会に参加していますが，第3相試験などの重要な試験については何度も反芻して損はないと思っています．2013年にAVAPERL試験という有名な臨床試験の結果がJournal of Clinical Oncologyという雑誌に発表されました（J Clin Oncol. 2013; 31: 3004-11）．これは，同年のアメリカ臨床腫瘍学会（ASCO）で発表されたものです．春にASCOの速報をみて，初夏に自分で論文を読んで，最近の抄読会で同僚が論文を紹介してくれました．さすがに私のような物覚えの悪い人間でも，3回繰り返せば頭に刻み込むことができます．

■ なぜ抄読会が続かないのか？

　抄読会は病院によって参加人数もまちまちだと思いますが，抄読会がなかなか続かない理由として「惰性化」，「義務化」があげられます．ここでの惰性化は，だらだら続けるという慣用的な意味合いで解釈してください．

　───惰性化は抄読会においてやむを得ない側面でもあります．同じような会を毎回開催するため緩急がつかず，どうしても面白みが減退してしまうのです．また，抄読会の担当は当番制になっている病院がほとんどでしょう．そのため，義務化されてしまった会は，さらに面白さをなくしてしまいます．これらのデメリットは相加相乗的に作用し，抄読会は過去の遺産に変貌を遂げます．残念無念．

　個人的な意見としては，抄読会を続かせるには惰性化をいかに減らすかがポイントだと思っています．医学論文を印刷して何となく読み合う抄読会は，存続はできるかもしれませんが惰性的な側面がどうしても強くなってしまいます．では，惰性化を防ぐにはどうすればいいか．簡単です，**発表を面白くすればいい**のです．これについては次のコラムで述べます．

（その2へ続く）

7章

ニッポン発・お国柄がわかる
4の医学論文

着物を着る時には
心タンポナーデに気をつけよう

　心タンポナーデとは，ご存知の通り心臓と心外膜の間に心嚢液や血液が大量に貯留することによって心臓の拍動が阻害される病態です．致命的になることが多く，早期に解除しなければなりません．私は呼吸器内科医ですが，肺がんの患者さんを多く診療しているため実臨床で経験する心タンポナーデのほとんどが癌性心膜炎によるものです．

　心タンポナーデはさまざまな原因で起こります．外傷，がん，心不全…．心タンポナーデの珍しい原因としては，自殺しようとして心臓に針を突き刺した症例などが報告されています．しかし世の中はまことに広いもので，**着物**で心タンポナーデに陥った日本の症例報告がありました．

　はたして，そんなことがありえるのでしょうか．

> Shiono H, et al.
> Cardiac tamponade caused by a stab wound with a sewing needle left in a kimono.
> Am J Forensic Med Pathol. 1993; 14: 155-7.

　この症例報告は，自分で着物の裁縫をした女性に起こった悲劇を記したものです．彼女は，裁縫の過程で着物の中に縫い針を残したままにしていました．その状態で着物を着たのでしょう，驚くべきことに縫い針は心臓の左室前壁に深く突き刺さりました．そして，外傷性心タンポナーデを起こしてしまったのです．悲運なことに，彼女はこれによって命を失いました．

　着物に残されていた縫い針で命を落とすというケースは稀ですが，前述のように針を心臓に突き刺すという症例は数多く報告されており（Eur J Cardiothorac Surg. 2013; 43: 439-40 など），他にも針を飲み込んだり末梢血管に針を突き刺したりして心臓に針が到達したという報告があります（Heart Lung Circ. 2011; 20: 479-81，Chest. 1975; 67: 626-7）．

　これらの症例報告に基づいたエキスパートオピニオンでは，治療法として緊

急的に手術で摘出することを推奨しています（Interact Cardiovasc Thorac Surg. 2010; 10: 783-92）．しかし，手術をせず保存的に経過をみて，針が被覆されたために人体に害を与えなかったという例も過去には存在するようです．

　私は裁縫に詳しくありませんので，どういった過程で着物を縫うのか皆目見当もつきませんが，自分で着物を縫った後は，試着する前に縫い針を残していないかどうかチェックした方がよいかもしれませんね．着物の場合，帯をキュッと強く締める動作が針を体の深部に到達させる原因になっているのでしょう．

餅を噛まずに飲み込むとイレウスになるかもしれない

　正月といえば餅（もち）です．地方によってお雑煮の種類はさまざまですが，私の生まれ育った関西では味噌ベースのお雑煮でした．「味噌汁とどう違うんだよ」と揶揄されたこともありますが，今でも味噌のお雑煮が好きです．

　研修医の頃，正月の救急当直で餅を詰まらせた高齢者の患者さんの餅を取り除いたことがありますが，さすがに餅によるイレウスというのは診たことがありません．そんな餅イレウスをまとめた報告があります．

> Miura T, et al.
> Rice cake ileus—a rare and ethnic but important disease status in east-southern Asia.
> Intern Med. 2011; 50: 2737-9.

　餅は日本を含むアジア各国で代表的な食品であり，今や欧米諸国でも手に入るようになりましたが，イレウスの原因としては知られていません．この研究は，2003年4月から2010年10月までに餅によってイレウスを発症した14例を登録し，その特徴を個々の事例をもとに検証したものです．

　餅イレウスの診断基準は，以下のように定められました．

①最近の餅を食べたエピソード
②CT検査における拡張・充満した腸管
③閉塞した腸管における餅の存在を示唆する少なくとも1つの高吸収像

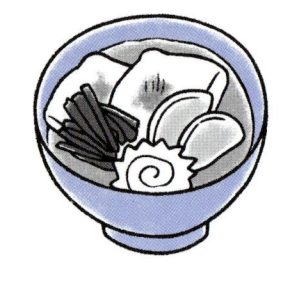

　検証の結果，登録した14例のうち5人が男性で，平均年齢は64.7歳でした．すべてにおいて"餅を噛まずに飲み込んだ"というエピソードがありました．食べた餅の数は，1つが3例，2つが4例，3つが4例，4つが2例，5つが1例でした．5つの餅を食べると結構おなかいっぱいになると思うのですが，なかなかの大食漢の方ですね．

　餅イレウスは57.1%が1月に起こりました．これは日本の研究なので，お雑煮を食べる正月に餅イレウスが起こりやすいことは納得できますね．症状としては，全例に腹痛，85.7%に悪心，64.3%に嘔吐がみられました．また，全例に腹部の圧痛がみられ，筋性防御は28.6%にみられました．2例に腹水貯留も観察されました．

　餅イレウスは比較的予後がよく，保存的な輸液療法や経鼻胃管などで全例が回復しました．外科手術を要したケースは1例もありませんでした．

　大きな餅だと幽門を通過できず胃潰瘍をきたすこともあるため，あまり大きな餅を頬張らずに，細かくして口に入れるようにしましょう（J Gastroenterol. 2006; 41: 282-3）．

桜島の火山灰が肺に与える影響

　桜島火山は日本で最もよく知られた活火山です．正確には桜島にある御岳が火山だそうです．その昔は文字通り島でしたが，1914年の大噴火によって大隅半島と陸続きになりました．非常に叙情的な風景で，私もいつかは訪れたいと思っています．

　桜島といえば火山灰が乗用車の上に降り積もる映像がニュースで流れたりする

ほど，火山と生活が隣り合わせであることも有名です．そんな火山灰が呼吸器にもたらす影響を調べた研究があります．

> Higuchi K, et al.
> Increased mortality of respiratory diseases, including lung cancer, in the area with large amount of ashfall from Mount Sakurajima volcano.
> J Environ Public Health. 2012; 2012: 257831.

　この研究は，桜島の火山灰が慢性呼吸器疾患患者の死亡率にもたらす影響を調べたものです．火山灰の影響を受けると思われる鹿児島県内の桜島，垂水，鹿屋における呼吸器疾患患者の標準化死亡比（SMR）を算出しました．桜島，垂水を火山灰量が多い地域，鹿屋を少ない地域として解析しました（図31）．

　その結果，桜島および垂水の肺がんのSMRは男性で1.61（95％信頼区間1.44〜1.78），女性で1.67（95％信頼区間1.39〜1.95）でした．一方火山灰が少なめである鹿屋では，肺がんのSMRは男女でそれぞれ0.87（95％信頼区間0.79〜0.94），0.74（95％信頼区間0.63〜0.86）でした．桜島および垂水の慢性閉塞性肺

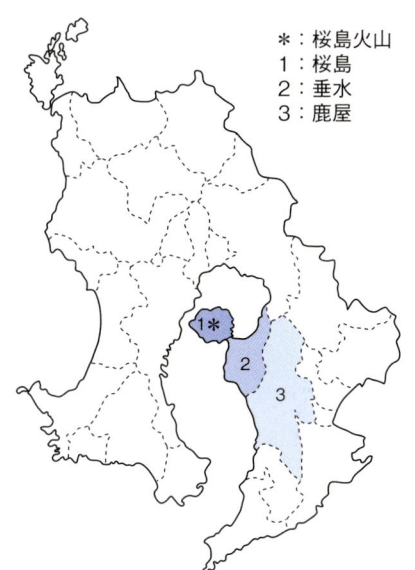

図31 ● 桜島火山と周辺地域
(Higuchi K, et al. J Environ Public Health. 2012; 2012: 257831)

疾患（COPD）のSMRは，男性で1.80（95％信頼区間1.68〜1.91），女性で1.85（95％信頼区間1.53〜2.16）で，鹿屋ではそれぞれ0.71（95％信頼区間0.63〜0.80），0.65（95％信頼区間0.54〜0.77）でした．火山灰におけるSMRの増加は，クリストバライトによる呼吸器系への影響であると考えられました．クリストバライトは二酸化ケイ素の結晶で，方珪石（ほうけいせき）とも呼ばれます．

　この研究では喫煙に関する影響が調査されておらず，これが大きなlimitationとなっていることは否めません．しかしながら，筆者は日本の女性の喫煙率は20％未満であることから，本研究のSMRの増加を喫煙で説明することは難しいだろうと述べています．

　桜島に関係なく，火山灰が肺にとって健康的であるはずはありません．決して桜島が呼吸器疾患の患者さんにとって悪い環境だと結論付けているわけではないことを付け加えておきます．

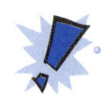

走行距離の多いタクシー運転手は腰痛持ちが多い？

　ある学会に徒歩では間に合わない可能性があったので，駅でタクシーをつかまえた時のこと．乗り込んだタクシーの運転手さんが大きなコルセットを腰に装着していたので，それをまじまじと見ていると「ああ，これね」といった顔で私にこう言いました．

　「この仕事やってると，腰痛がひどくてねえ．いろいろなコルセットを試してみたんやけど，一番これがしっくりくるんやわ．」

　最近のタクシー会社は業務時間がシビアなのか，運転手さんは病院に行く時間もあまりとれないそうで．私も椎間板ヘルニアを経験した身ですから腰痛の辛さはよくわかります．

　そんなタクシー運転手と腰痛の関連について報告した論文を紹介しましょう．

Funakoshi M, et al.
Risk factors for low back pain among taxi drivers in Japan.
Sangyo Eiseigaku Zasshi. 2003; 45: 235-47.

　この研究は産業衛生学雑誌の論文で，日本語の文献です．福岡市内のとあるタクシー事業所の男性運転手を対象に，1999年と2001年に腰痛と労働実態に関するアンケートを実施しました．時期をあけて2回調査を実施したのは，その間に腰痛を発症した運転手を解析に組み込むためです．

　調査の結果，タクシー運転手の腰痛の有訴率は45.8％という驚くべき結果が得られました．約半分の運転手が腰痛持ちなのです．また，2年間の腰痛の罹患率は25.9％と推定されました．断面研究と縦断研究によって，運転座席の適合性，タクシーの延べ走行距離（20万kmを超えるもの），振動，仕事のストレスといった項目は腰痛と有意な関連がみられました．また，腰痛とタクシーの走行距離には有意な量反応関係が観察されました（表6）．

　もちろんタクシー運転手だけでなく，車の運転を生業としている方々にも同じようなことが言えると思います．ちなみに，タクシー運転手は冠動脈疾患，糖尿病，肥満という観点においてもリスクが高いと考えられています（Ind Health. 2000; 38: 15-23）．喫煙率も高い職業なので，健康管理には気を付けていただき

	頻度	年齢補正オッズ比 （95％信頼区間）
運転座席の適合性不良	59.9%	2.78 (1.66 ～ 4.72)
運転座席の背もたれが背中を支えられない	16.4%	2.04 (1.06 ～ 4.03)
路面の振動が不快	49.6%	1.90 (1.17 ～ 3.11)
タクシーの延べ走行距離 　50,000 km 以下 　50,001 ～ 100,000 km 　100,001 ～ 150,000 km 　150,001 ～ 200,000 km 　200,000 km を超える	 25.3% 21.0% 20.5% 16.2% 17.0%	 1.00 1.40 (0.64 ～ 3.08) 1.24 (0.56 ～ 2.74) 2.25 (0.97 ～ 5.37) 2.83 (1.21 ～ 6.78)

表6 ● タクシー運転手における腰痛の要因と年齢補正オッズ比
(Funakoshi M, et al. Sangyo Eiseigaku Zasshi. 2003; 45: 235-47)

たいですね.

　私たち医療従事者ではどうかというと，たとえば看護師さんはおおむね60％以上が腰痛持ちという驚きの結果も報告されています（Occup Environ Med. 2014; 71 Suppl 1: A113, Saf Health Work. 2014; 5: 13-6, Int J Occup Med Environ Health. 2013; 26: 605-14 など多数）.

コラム　医学論文よもやま話⑦
院内の抄読会を継続させるにはどうしたらよいか？　その2

　さて，当院で実際に行っている抄読会を紹介します．当院の抄読会には，実はいくつかルールがあります．別に明示しているわけではないのですが，発案した先生のセンスが光るルールだと思います．以下にそれらを列挙します．

- 日本語は一切禁止
- 演者は1つの論文をパワーポイントに英語でまとめて15〜20分程度で発表すること
- 演者は聴衆に向かって立ってしゃべること
- 発表の後，質疑応答の時間を5〜10分設けること
- 演者は質疑応答も含めすべて英語で話すこと
- 1つの発表ごとに1人の座長を設定すること
- 座長は，開会と閉会の挨拶から演者の紹介や質疑応答・ディスカッションまですべてを英語で進行すること
- フロアから質問がない場合，座長が英語で演者に質問すること

　いや，ムリだろ！とお思いかもしれませんが，私たちの病院は実はこのスタイルの抄読会を何年も続けています．ネイティブスピーカーなんてほとんどいません．びまん性肺疾患・感染症の抄読会が隔週月曜日の朝，肺がんの抄読会が毎週木曜日の朝にあります．

　赴任した当初，この抄読会を目にした時，私は非常に驚きました．**何せ，参加者の全員が英語で話しているんですから**．英語が得意な人から苦手な人まで，どれだけ時間がかかっても英語だけを使うスタンスを貫いていました．あまりのもどかしさに日本語でしゃべろうものなら上級医から「In English, please.」の叱咤が飛びます．

　かのウィッキーさんは言いました．「日本人は文法が合っているかどうか気にし過ぎですよ」と．私もその通りだと思います．国際学会では，英語の文法がメチャクチャでも堂々と質問する医師は少なくありません．日本人と違って，別に"文法作法"が多少間違っていても恥ずかしいと思わないからです．といっても私も日本人ですので，文法が合っていないとやはり恥ずかしいのですが．

　さて，この抄読会のスタイルにはメリットとデメリットがあります．

■日本語禁止・パワーポイント形式の抄読会のメリット

　このスタイルの抄読会のメリットは，あげればキリがありません．1つあげると

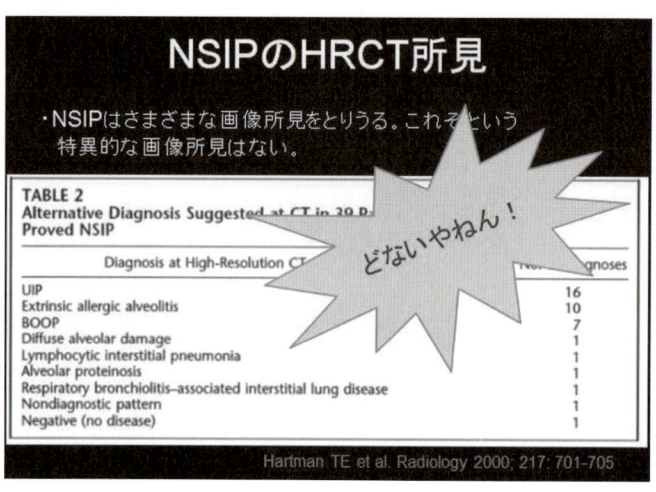

図32 ● レクチャー用パワーポイントの例

するならば，前回述べた「惰性化」を防げることがあります．**たとえば，パワーポイントのスライドに旅行の写真を添付してみるのはどうでしょう．家族の写真を載せるのはどうでしょう．** 惰性化していた抄読会が一気に面白くなるはずです．最近の学会では，自分の趣味やプロフィールなどを最初に掲載するような演者も増えています（現実的には招聘講演に限られますが）．パワーポイントの作り方ひとつで，簡単に惰性化を防ぐことができます．

　そういえば，私が研修医だった頃の総合診療科のレクチャーはどちらかと言えばこんな雰囲気でした．研修医が退屈しないよう，指導医が創意工夫したパワーポイント．それと同じような発想です（図32）．

　図33に抄読会で使用するパワーポイントの例を提示します．ドラえもんやガンダムなどのキャラクターを使用したかったのですが，書籍上では著作権の観点から安易に使用できないのでフリーで使用できる京都の写真を選びました．というわけで，あまり面白い印象はないのであしからず．

　次のメリットとして，学会発表が怖くなくなります．母国語ではない英語を使って発表するわけですから，日本語でも人前で発表する緊張感がウソのようになくなります（少なくとも私はそうです）．この英語抄読会は，お察しの通り国際学会と発表スタイルが似ています．そのため，国際学会の発表もお茶の子さいさいになります……たぶん．

　また，パワーポイントを使用するので，皆一様に流れについてくることができま

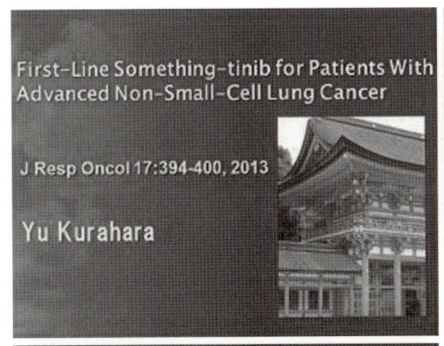

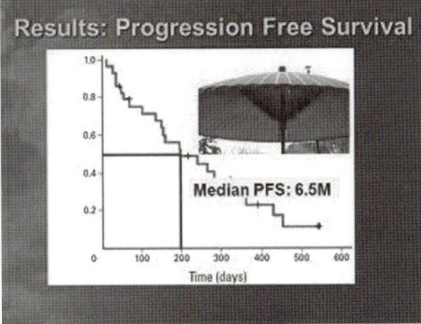

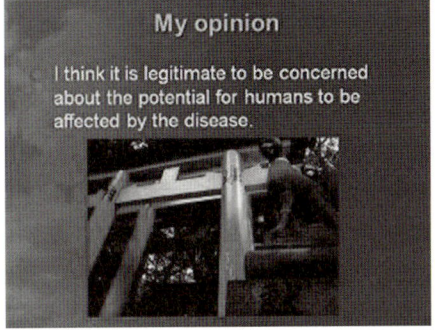

図33 ● 抄読会パワーポイントの例

　す．英語論文を印刷して口頭で全訳で読み進めていく抄読会の場合，途中で「今どこを読んでいるのかもうわからない」，「面白くない」と匙を投げてしまう聴衆は多いです．パワーポイントによる発表形式は，それを防ぐことが可能です．少なくとも，どこを読んでいるのかがわかる．

　最後のメリットは座長の存在です．皆さんも一度，頭の中で英語の座長をしてみてください．「Good morning, everyone.」次，何と言いましょうか．どうやって演者を紹介しましょうか．この座長が意外にもよい経験になるのです．英語で演者と座長を両方経験すると，思ったよりも英会話力が身に付くのが実感できます．私は留学経験も何もないので英会話力なんてたかが知れていますが，日本語禁止の勉強会を始めて5年も経つと，外国人に話しかけられてもさすがに怯えることはなくなりました．もちろん，ちゃんと返事を返せるかどうかは別です．とにかく，いっちょまえに度胸がつくのです．座長の経験はオマケのようなもので，別に座長を設定することは必要ないかもしれませんが．

(その3へ続く)

8章

明日からの臨床に役立つ（かもしれない）13の医学論文

朝食を抜くと冠動脈疾患のリスクが上昇する

　私は昔からあまり朝食を食べない習慣であったため，大学時代は朝食を抜いて勉学に勤しんでいました．「ウソをつけ，麻雀に勤しんでいただろう」と同級生に言われそうですが．

　医学部の健康管理センターの先生からは，朝食を食べないと寿命が短くなるだの肥満になるだのさんざん言われてきたのですが，貧乏医学生だったことが幸いしたのか大学中はむしろガリガリに痩せた体型で過ごしてきました．

　しかし齢30を超えてくると，どういうわけか体重の増減が激しくなってきました．おなかが減るので昼間におやつを食べると，なんと太るのです！（当たり前です）

　というわけで，最近では朝食をしっかり摂るように心がけるようになりました．チョコの入ったコーンフレークがマイブームです．

> Cahill LE, et al.
> Prospective study of breakfast eating and incident coronary heart disease in a cohort of male US health professionals.
> Circulation. 2013; 128: 337-43.

　この論文は，2万人以上の45〜82歳のアメリカ人（男性医療従事者）に対して前向きに調査した食事習慣と冠動脈疾患のリスクを検討したハーバード公衆衛生大学院の報告です．

　16年に及ぶフォローアップ期間中，冠動脈疾患は1,527症例同定されました．食生活やライフスタイルなどで補正したCox比例ハザードモデルでは，朝食を摂らない男性は朝食を摂る男性に比べて冠動脈疾患のリスクが27％高いという結果でした（相対リスク1.27，95％信頼区間1.06〜1.53）．また，遅い夕食も冠動脈疾患のリスク増加と関連していました（相対リスク1.55，95％信頼区間1.05〜2.29）．ただ，1日当たりの食事の回数と冠動脈疾患のリスクには関連性はみられませんでした（1日6回以上：相対リスク1.26，95％信頼区間0.90〜1.77）．

過去にも似たような報告はいくつかあり，朝食を抜くと意外にも肥満や糖尿病のリスクを増加させるのではないかと考えられています（J Am Diet Assoc. 2005; 105: 1373-82, Am J Clin Nutr. 2012; 95: 1182-9）．朝食をたくさん食べた方が，太りやすそうなイメージがあるのですが．

なぜ朝食を抜くと冠動脈疾患のリスクが上昇するのかについてはいまだにはっきりとわかっていません．朝食を摂らないことで，日中の食事量が増えてしまうためではないかと考えられています．おそらく，急激な血糖値の上昇の習慣が動脈硬化を惹起するのではないかと．

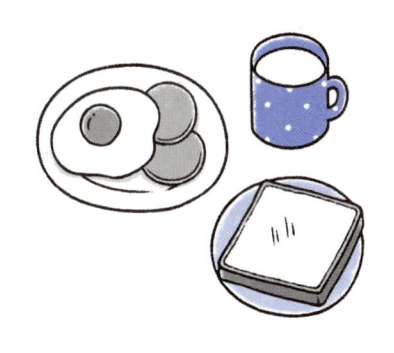

国際スポーツ栄養学会は，過去の文献のレビューに基づいて，食事回数を増やすと空腹感が減弱し食欲が抑制しやすいというステートメントを出しています（J Int Soc Sports Nutr. 2011; 8: 4）．そのため，スポーツ選手の栄養管理も朝食は必須と考えるインストラクターが多いです．

直腸マッサージでしゃっくりが止まる!?

68年もの間，吃逆（しゃっくり）が続いた人をご存知でしょうか．Charles Osborne というアメリカ人男性は，96歳になるまでの間吃逆が続いたことでギネス記録に載っています．さらに驚くべきことに，彼はその生涯で結婚をして子どもをもうけているのです．はたして本当に吃逆だったのか，一度も途切れることなく68年間続いたのか定かではありません．

しかし，実臨床では，難治性の吃逆の患者は確かに存在します．たとえば，抗がん剤の後の吃逆は治りにくいですよね．シスプラチンを投与した後，必ず吃逆をきたす患者さんがいました．エビデンスのある薬剤から柿のヘタまであらゆる手を尽くしましたが，まったく効きませんでした．

ちくしょう，あの時直腸マッサージをしていれば…！とまでは思いませんが，

お尻の穴に指を入れて吃逆を治すという都市伝説のような話があります.

> Fesmire FM.
> Termination of intractable hiccups with digital rectal massage.
> Ann Emerg Med. 1988; 17: 872.

> Odeh M, et al.
> Termination of intractable hiccups with digital rectal massage.
> J Intern Med. 1990; 227: 145-6.

　こんな奇想天外な方法が本当に効くのかどうかわかりませんが, 実際に上記のように2つの報告があります. Fesmire, Odeh という医師は, 難治性の吃逆に直腸マッサージを行い, 吃逆を止めたという報告をしました.
　Fesmire は, 72時間続く吃逆の患者さんに対して直腸マッサージを行い, これを止めました. また, Odeh らは急性膵炎の治療中に発症した難治性吃逆の60歳男性に直腸マッサージを行い, 吃逆を止めました. もちろん, これらの症例報告は患者さんがびっくりして吃逆が止まったものかもしれませんが….
　日本で患者さんにこんなことをすれば, 治療どころか大問題に発展しかねないため, もし試すのであれば自分で一度直腸マッサージをしてみましょう.
　ちなみに, これによって彼らはイグノーベル賞を受賞しています.

自転車に乗ると血清 PSA は上昇する？

　長時間自転車に乗ると血清 PSA が偽陽性になることがあるという話を研修医の頃に聞いたことがあります. どうやら, 泌尿器科医にとっては有名な話のようです. これは自転車のサドルが持続的に前立腺に刺激を与えるためではないかと

考えられています．

いくつも類似の報告はあるのですが，ここでは自転車に乗ることで血清PSAが上昇するという結果を報告した論文を紹介します．

> *Mejak SL, et al.*
> *Long distance bicycle riding causes prostate-specific antigen to increase in men aged 50 years and over.*
> *PLoS One. 2013; 8: e56030.*

この論文は，健常の高齢男性が自転車に乗ると，血清PSAが上昇するかどうか調べた研究です．平均年齢55歳の比較的高齢である129人の男性被験者がこの試験に参加しました．血清PSAは自転車に乗る前60分以内に採取され，乗り終わった後5分以内に再度採取されました．平均走行距離は102kmとかなり長距離です．PSAのカットオフ値は4.0ng/mLに設定しました．

その結果，自転車に乗ったことでPSAが平均9.5％（絶対値で0.23ng/mL）上昇しました（95％信頼区間6.1〜12.9，$p < 0.001$）．また，単変量回帰分析によれば，血清PSAの変化は年齢（$r = 0.44$, $p < 0.001$）や自転車走行距離（$r = 0.18$, $p < 0.05$）に相関がみられました．年齢と走行距離を同じモデルに組み込んで解析すると，年齢のみが有意にPSAを上昇させる因子として残りました．

この論文の著者によれば，自転車に乗った後24〜48時間はPSAの採血をしない方がよいのではないかとのことです．

───自転車に乗ることで血清PSAが上昇するという報告は意外にもあまり多くありません（Clin Chem. 1996; 42: 691-5, Urologe A. 2011; 50: 188-96）．むしろ，関連性はないとする否定的な報告の方が多いです（J Urol. 1996; 156: 103-5, Urology. 2003; 61: 1177-80, Clin Chem Lab Med. 2004; 42: 347-9, Int J Sports Med. 2005; 26: 79-81）．同一人物の運動前後を比較した試験だけでなく，健常者との症例対照研究においてもPSAの上昇は否定的であるとする報告もあります（Urology. 2009; 74: 1325-30）．

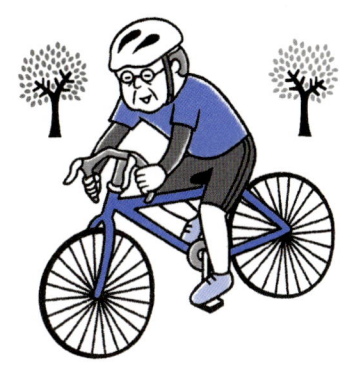

現時点で言えることは，高齢者が自転車に長距離乗ることで直後の血清 PSA が上昇するかもしれないということです．しかしながら，確実に上昇するのかどうか，まだエビデンスは蓄積されていないようです．

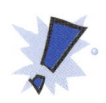

スマホやタブレットで気管支鏡の練習をすることは有用か

当院の研修医に気管支鏡を教える場合，マネキンを使って操作してもらうことが多いです．本物の気管支鏡を使用するので，故障したら大変な修理代になります．

最近はいろいろなソフトウェアが発信されていますが，まさか気管支鏡を模擬練習するようなアプリケーションがあるとは夢にも思いませんでした．ファイバー挿管の練習としても有用であると国際学会で高い評価を受けたようです．手持ちのスマートフォン（スマホ）やタブレットで気軽に気管支鏡や挿管の模擬練習ができる時代がやってきたのかもしれませんね．

> De Oliveira GS Jr, et al.
> Virtual airway simulation to improve dexterity among novices performing fibreoptic intubation.
> Anaesthesia. 2013; 68: 1053-8.

この研究に登録されたノースウェスタン大学医学部の学生 20 人を，ランダムに iLarynx を使ったシミュレーション訓練を行う群と通常の講義を行う群に割り付けました．iLarynx は iPhone®，iPad® 用のアプリケーションで，ファイバー挿管のシミュレーターソフトです．画面に模擬患者さんの咽頭喉頭部が映され，気管支鏡操作を行います．患者さんごとに何種類か難易度を設定できるようです．

医学生全員に，マネキンに対して気管支鏡でファイバー挿管のようにして声門を通過する試験を行いました．通常の講義を受けた医学生の場合，10 人中 8 人が少なくとも 1 回以上は失敗しました（120 秒以上かかった場合）が，iLarynx

で訓練した場合は10人中2人しか失敗しませんでした（p = 0.01）．また，iLarynxで訓練した医学生は声門を通過するのが通常の講義を受けた医学生よりもかなり早かったそうです．

どうやらこのアプリケーションを開発した医師は，息子さんがゲーム会社に勤務しておられるようで，協力して開発にあたったとのことです．私も実際にこのアプリケーションをダウンロードしてみたのですが，少しポリゴン調というかカクカクしている点が気になるものの，初学者向けには非常に有用なソフトだと思いました．

スマホとガラケー，コンタミネーションのリスクが高いのはどっち？

スマートフォン（スマホ）が登場してから，スマホ関連の臨床試験が増えています．その多くがスマホのアプリについての研究です．今までのパカパカ開くタイプの携帯電話がガラパゴスケータイ（ガラケー）と名付けられて久しいですが，私もつい最近までガラケーでした．

病棟でスマホをいじっていても，「なんか医学的な調べ物をしているのかな」程度にしか思われませんが，ガラケーをいじっていると，「仕事中にケータイをいじっている」とあまりよい印象を与えません．これってなぜなんでしょうね．

まあそんな話はさておき，病棟でスマホを医療ツールとして使う人が増えていることは確かです．その大きな理由は，充実した医療用アプリケーションソフトがあるからだと思います．

> Lee YJ, et al.
> Contamination rates between smart cell phones and non-smart cell phones of healthcare workers.
> J Hosp Med. 2013; 8: 144-7.

この研究の目的は，医療従事者が有するスマホと非スマホにおける病原性微生

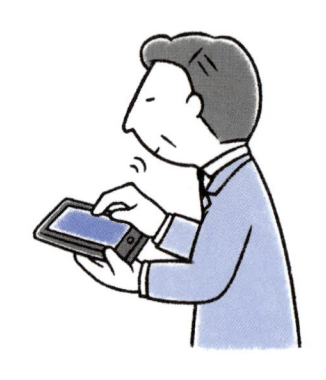

物のコンタミネーションを比較検討することです．韓国の3つの教育病院で行われました．スマホと非スマホを有していたスタッフはおおむね半々で，病原性微生物は58人（28.6％）の携帯電話使用者で同定されました．そして，スマホの方が非スマホよりも多かったと報告されています（34.8％ vs 20.5％, p = 0.03）．病原微生物のコンタミネーションのリスク因子を調べると，スマホそのものが微生物コンタミネーションの独立したリスク因子でした（補正オッズ比 4.02, 95％信頼区間 1.43 〜 11.31）．

　この研究によれば，医療従事者におけるスマホの利用は，非スマホユーザーと比較して有意に病原微生物のコンタミネーションを助長すると考えられました．

　スマホ，ガラケーに限らず，病棟で医療用デバイスを触るのは控えた方がよいかもしれません．当院はまだ紙カルテですが，完全電子化が進んでいるところはパソコンのコンタミネーションについても注意しなければなりませんね．

ヨガは肺結核の治癒を早める？

　女性の間ではホットヨガなんてものが流行って，ヨガマットが品切れになった時期もありました．個人的には椎間板ヘルニアがあるのでヨガはできません．まあ，どちらにせよ体が尋常でなくカタイので，ヨガなんてできる身体ではないのですが．

　そんなヨガが，なんと結核に効果的であるという報告があります．

> *Visweswaraiah NK, et al.*
> *Randomized trial of yoga as a complementary therapy for pulmonary tuberculosis.*
> *Respirology. 2004; 9: 96-101.*

この研究は，ヨガあるいは呼吸法の2つのプログラムを結核治療に応用したプロスペクティブランダム化比較試験です．合計1,009人の肺結核の患者さんがスクリーニングされ，他に合併症のない20～55歳の73人が登録されました．ヨガ群に36人，呼吸法群に37人割り付けられました．いずれのプログラムも1セッションあたり60分です．呼吸法は，目を閉じて深呼吸をするというシンプルなものです．各群の25人，23人が2カ月の試験を完遂しました．これらの効果を症状スコア，体重，努力性肺活量，1秒量，1秒率，喀痰の抗酸菌塗抹検査，喀痰の抗酸菌培養検査，胸部レントゲン写真の項目で比較しました．

　その結果，2カ月の試験期間終了前後で，ヨガ群では有意に症状スコアが減少し，体重，努力性肺活量，1秒量が増加しました．また呼吸法群でも症状スコアの減少と体重，1秒量の増加に効果がみられました．そして驚くべきことに，ヨガ群では呼吸法群よりも喀痰の抗酸菌塗抹・培養検査が有意に陰性化しやすかったと報告されました．胸部レントゲン写真の改善もヨガ群の方が呼吸法群よりも早かったそうです．

　毎日結核を診療している身としてはにわかには信じがたい報告ではあります．昔からヨガによって呼吸機能が改善することが報告されており（Indian J Physiol Pharmacol. 1988; 32: 202-8），気管支喘息にも効果的だという意見もあります（Lancet. 1990; 335: 1381-3）．そのため，著者は肺結核に良好な影響を与えるのではないかと考えたようです．個人的には，ヨガそのものが結核に対して悪影響を与えないのであれば，実施してもよいのではないかと思います．

終末期の患者さんは眠っている間に死を迎えたいと考えている？

　誰にも平等に死は訪れます．しかし，苦しまずに逝きたいと考える人がほとんどでしょう．とかく患者さんを看取ることがある医療従事者は常日頃からそう考えていると思います．それは，私も例外ではありません．

　患者さん本人による同意文書やご家族の要望があったとしても，日本では延命治療の中止ができないと判断された事例もあります．その理由は，「国のガイド

ラインや指針がない状況であり，時期尚早」というものでした．そして，延命治療が中止されないまま患者さんは死亡しました．日本では死生に関して行政は不可侵であると長年タブー視されてきた結果，この分野では法整備が進んでいません．近年ようやくそれが形になり始めました（いわゆる尊厳死法案）．

> Vig EK, et al.
> Good and bad dying from the perspective of terminally ill men.
> Arch Intern Med. 2004; 164: 977-81.

　この論文は26人の終末期の男性患者さんに聞き取り調査を行った研究です．すなわち，"どんなふうに死にたいか"ということを明らかにするものです．これはなかなか日本では実施できない研究ですね．

　具体的には，筆頭著者が26人全員にインタビューしたようです．インタビューされたのはがん患者さんと心疾患の患者さんが半々でした．患者さんには，まず良い死・悪い死とは何かというオープンクエスチョンをしました．そして死の状況・場所について複数項目質問し，「重要でない」から「とても重要だ」までの5段階評価をしてもらいました．

　その結果，良い死とは眠っている間に死ぬことと答えたのが14人（54％），心臓発作などのようにすぐに死にたいと答えたのが11人（42％），苦痛のないように死にたいと答えたのが11人（42％）でした．一方，悪い死とは苦痛がある死だ

良い死		悪い死	
眠っている間に	14人	痛みのある	12人
すぐに	11人	引き延ばされる	11人
痛みがなく	11人	依存	8人
苦しまずに	5人	苦しんで	7人
神とともにおだやかに	3人	他者へ負担をかけて	5人
おだやかに	3人	溺れるように息苦しく	4人
差し迫る死を知らずに	3人	神とともにおだやかになれずに	3人

表7 ● 良い死と悪い死

	重要でない	少しは重要	相当重要	きわめて重要
現在の家族・友人	0人	1人	4人	20人
終末期の家族・友人の存在	4人	5人	7人	10人
現在の宗教・霊的なもの	5人	4人	1人	16人
終末期の宗教・霊的なもの	6人	7人	4人	8人
在宅死	5人	6人	5人	6人
病院死	13人	6人	1人	2人
終末期の愛する人との身体的接触	2人	9人	5人	8人

表8 ● 死の状況についての重要性

と答えたのが12人（46％），長く引き延ばされた死と答えたのが11人（42％）でした（重複あり，表7）．

また死の状況に関して，親しい家族や友人の存在は現在の闘病に重要と答えた人が多いものの，終末期にはあまり求めていないことがわかりました（表8）．また，病院死は望んでいないと考える人が多いという結果でした．宗教・霊的なものというのは海外特有の理由だろうと思います．

あまり患者さんの死生観に突っ込んだ研究というのは日本ではなかなか実施することができません．それはひとえに日本人にとって『死』が東アジアの文化の中でも特に神聖なものとして扱われてきたからかもしれません．

虐待を受けている認知症患者さんは多い

とても悲しいことに，認知症の患者さんに対する家族の虐待は，実は少なくないと言われています．どこからを虐待と定義するのかコンセンサスがないため，実際には判断が難しいと思います．介護をする家族だけでなく，医療従事者が身体的虐待を行っていたというニュースも過去に何度か報道されました．

> Cooper C, et al.
> Abuse of people with dementia by family carers: representative cross sectional survey.
> BMJ. 2009; 338: b155.

　紹介するのはイギリスからの論文です．この試験は認知症の患者さんに対する家族の虐待の実態を明らかにしたものです．調査対象は，二次精神科サービスに新規登録した在宅の認知症の患者さんをケアする家族220人です．ケアする家族の66%が女性で，平均年齢は61.7歳でした．その家族たちが与える心理的虐待と身体的虐待が主要アウトカムに設定されました．身体的および心理的な虐待を各5項目ずつ，過去3カ月間に行ったかどうかを5点評価（0：虐待なし〜4：常に虐待）で回答を求めるアンケートで，評価2（時々）以上のものを重大な虐待があると定義しました．

　その結果，家族220人のうち115人（52%，95%信頼区間46〜59%）が，何らかの虐待行為を報告し，74人（34%，95%信頼区間27〜40%）が重大なレベルの虐待を報告しました．これらの虐待のうち，言語的な虐待が主でしたが，3人（1.4%）は悲しいことに「身体的虐待を常に行っている」と報告しました．図34は，直近3カ月に行ったことがある虐待の種類とその頻度です．

　この論文を読んで，認知症の高齢者を虐待するなんて何てひどい家族だ，など

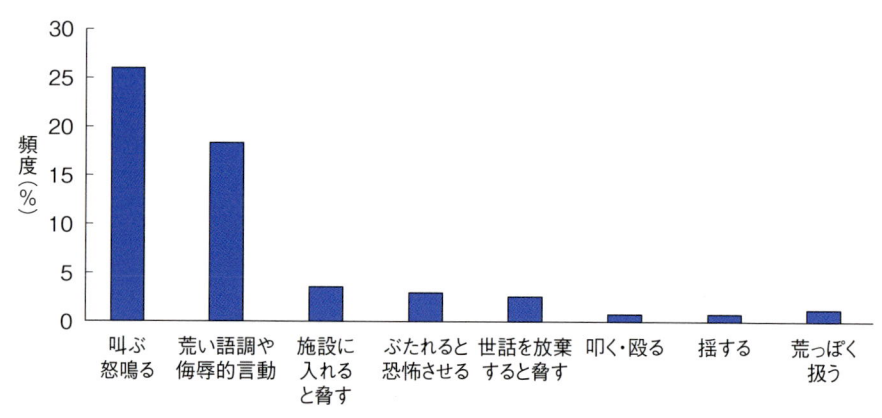

図34 ● 直近3カ月以内の虐待内容と頻度 (Cooper C, et al. BMJ. 2009; 338: b155)

とは簡単に申し上げません．日本でも，認知症による介護の現場は疲弊し切っています．もちろん虐待は決して許されるものではありませんが，少なくとも今の日本では，苦しい介護の現場で全員がハッピーになる方法はなかなかありません．誰かが何かを背負わないと生きていけない時代です．

　結論として，この論文は家族や介護者を対象に含んだ虐待対策に政策を転換することを提案しています．私たち医療従事者が現場の実情を知るだけでなく，政策レベルで動かなければ現実は変わらないのかもしれません．

採血のしすぎは院内発症の貧血を起こす

　重症の患者さんの場合，たくさん血液を採血することが多いですよね．呼吸器内科の場合，原因不明のびまん性の両側スリガラス影を呈して挿管・人工呼吸器管理になるケースでは，その原因を調べるために大量に採血することがあります．

　そんな普段私たちがホイホイとオーダーしている血液検査が，院内発症の貧血に関与しているとしたら，どうでしょうか．

> *Salisbury AC, et al.*
> *Diagnostic blood loss from phlebotomy and hospital-acquired anemia during acute myocardial infarction.*
> *Arch Intern Med. 2011; 171: 1646-53.*

　2000年1月1日から2008年12月31日までの間，アメリカの57病院に入院した17,676人の急性心筋梗塞の患者さんを対象に行われた研究です．入院時に貧血がなかったにもかかわらず，中等度以上の貧血に陥った患者さんを対象としました．ここでいう中等度以上の貧血というのは，ヘモグロビンが11g/dL未満に低下することを指します．ポアソン回帰を用いて診断的瀉血（採血のこと）と院内発症の貧血の関連を調べました．

　その結果，3,551人（20％）が中等度以上の院内発症の貧血に陥りました．院内

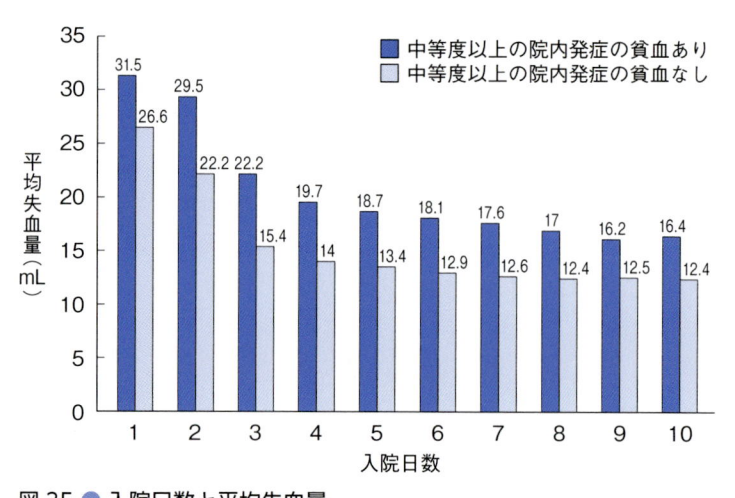

図 35 ● 入院日数と平均失血量
(Salisburg AC, et al. Arch Intern Med. 2011; 171: 1646-53)

　発症の貧血を起こした患者さんの入院期間中の平均採血量は，貧血を起こさなかった患者さんよりも多いという結果が得られました（図 35，173.8 ± 139.3mL vs 83.5 ± 52.0mL，$p < 0.001$）．しかしながら，病院間によって失血量に大きなばらつきがありました．そして血液を 50 mL 失うごとに，中等度以上の貧血のリスクは 18％ずつ増すことがわかりました（相対リスク 1.18，95％信頼区間 1.13 〜 1.22）．多変量解析によってもこのリスクの減少は軽度でした（相対リスク 1.15，95％信頼区間 1.12 〜 1.18）．
　「…慢性炎症のために二次性貧血をきたし…」と記載されたカルテも多く目にしますが，実は採血のしすぎで起こっている医原性の貧血なのかもしれません．言うなれば，「慢性採血性貧血」．血液検査を指示する医師も，この論文は覚えておいて損はないでしょう．

花火による眼外傷の6分の1が重症

　子どもの頃，花火をするとなれば，手に持った花火をブンブン振り回して大暴れしていたものです．打ち上げ花火を点火中に蹴飛ばしたりして，ひどいやんちゃ坊主だったのを覚えています．

　夏の花火では時にニュースになるような事故が起こります．子どもが花火に参加する場合，大人がしっかりと監督する必要がありますよね．花火による眼外傷についてはいくつか論文がありますが，紹介するのはそれらをまとめたシステマティックレビューです．

> Wisse RP, et al.
> Ocular firework trauma: a systematic review on incidence, severity, outcome and prevention.
> Br J Ophthalmol. 2010; 94: 1586-91.

　これは，過去の花火による眼外傷に関する26の論文のシステマティックレビューです．このレビューでは，患者背景や眼外傷の程度，視力への影響などが報告されました．

　26の論文のうち17が，外傷の重症度や視力障害にまで言及していました．外傷者の77％は男性で，多くが若者でした．しかも半数近くがそばにいた人（bystanders）だったのです．ほとんどの眼外傷が軽度で，一時的な外傷でした．穿通性眼外傷，眼球打撲，眼球熱傷などの重症の眼外傷をきたした患者は18.2％で，眼球摘出を余儀なくされた患者さんもいました．

　このシステマティックレビューによれば，花火が法律的に規制されている国の研究では有意に外傷は少なかったとされています．逆に，中国のように花火が盛んな国では眼外傷の重症度は比較的高いと考えられます（J Burn Care Res. 2012; 33: e108-13）．

　過去の報告によると，花火による眼外傷は子ども，男児に多いというコンセンサスがあります（Ophthalmologica. 2002; 216: 55-9）．このシステマティックレビューや中国の研究のように重症の眼外傷の場合，後遺症を残したり手術を要し

たりすることもあります．眼外傷の中には，永続的な後遺症を残す例もあります（Pediatrics. 2001; 108: 190-1）．

　子どもが花火をする場合，大人がしっかり監督することが重要ですが，国によっては法的な規制が有効であるという考えもあります（Acta Ophthalmol. 2011; 89: e654-5）．

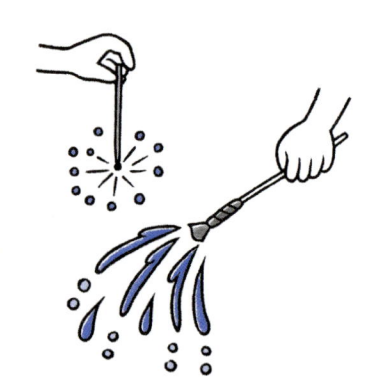

犬は尿・便のニオイでがんを診断できる

　タイトルに少し語弊がありますが，ニオイでがんを判断できるのは，ただの犬ではなく"訓練された"犬です．

　───「がん探知犬」という言葉があります．反論も少なくない分野のようですが，がんをニオイで検知できる犬が存在するというのです．がんをニオイで検知したという最初の報告は，20 年以上前の 1989 年にさかのぼります．これを最初に報告したのは皮膚科の医師でした．足にあざができた女性に犬がやたら執着するため，同部位を皮膚生検したところ悪性黒色腫だったというのです（Lancet. 1989; 1: 734）．

　今回は，尿や便のニオイでがんを診断することができるという論文を紹介しましょう．

> Willis CM, et al.
> Olfactory detection of human bladder cancer by dogs: proof of principle study.
> BMJ. 2004; 329: 712.

　BMJ に 2004 年に発表されたこの論文は，144 名の尿検体を用いた大規模な研究です．6 匹の犬に 7 カ月間の訓練期間をもうけて，膀胱がんの患者さんの尿を

嗅ぎ分けるようしつけました．その後，膀胱がんの患者さんの尿と，健常な人の尿を嗅ぎ分けられるかどうか実験を行いました．1つの膀胱がんの尿と6つの非膀胱がんの尿をランダムに並べた7つの検体に対して，犬が膀胱がんの尿のみを嗅ぎ分けられるか調べられました．

結果，54回のテストのうち，22回で犬は膀胱がんの尿を嗅ぎ当てました（41％）．単純に考えれば偶然成功する確率は7分の1（14％）ですので，これは有意に高い結果と結論づけられました．膀胱がんだけでなく，同じ泌尿器系のがんである前立腺がんについてもニオイで嗅ぎ分けられる可能性が示唆されています（Eur Urol. 2011; 59: 197-201）．

> *Sonoda H, et al,*
> *Colorectal cancer screening with odour material by canine scent detection.*
> *Gut. 2011; 60: 814-9.*

続いて大腸がんの論文です．この実験に参加したのは福岡県，佐賀県にある2病院の内視鏡検査を受けた患者さんと，がん探知犬育成センターが飼育しているラブラドールレトリバーのマリーン（9歳，メス）です．患者さんから採取した呼気と便の検体を用いて，大腸がんと判明している患者さん1検体と，非がん患者さん4検体を1セットとして，別々の箱に入ったこれら5検体から1つだけ正解を見つけるようマリーンに挑戦させました．

この結果，呼気では36セットのうち33セット（91.6％），便では38セットの

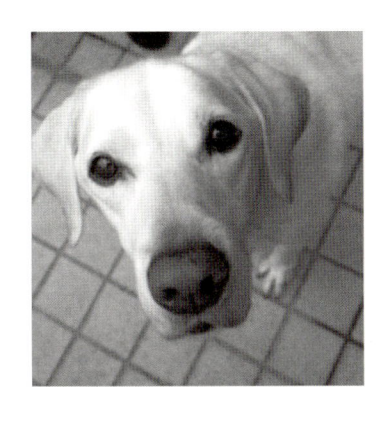

うち37セット（97.3％）という精度で正解を嗅ぎ分けることに成功しました．恐るべき確率だと思います．

　日本では，がん探知犬育成センターが大々的にがん探知犬の普及を行っています（http://www.stsugar.com/）．2つ目に紹介した論文は，このがん探知犬育成センターの協力によって結果が得られています．がん細胞には特異的な代謝が存在し，生じた揮発性有機物質（volatile organic compounds）に犬の嗅覚が反応しているのではないかと考えられていますが，詳細なメカニズムはまだ完全に解明されていません．

　ちなみにがん探知犬育成センターのマリーンは，病気のため子宮を摘出されているため子どもが産めない体ですが，後継者は今も育成されているとのことです．今後のがん探知犬の報告に期待したいところですね．

熱湯熱傷の大規模ラーメン研究

　「ラーメンは英語でも普通にramenと言うんだよ」とアメリカ人に教えてもらったことがあります．最近は多くの日本語が英語として使えるという話もよく耳にします．ラーメンがそもそも日本語かどうかという問題は，長くなるので割愛しますが．

　さて，私はラーメンが非常に好きでよく食べに行きます．研修医の頃はインスタントラーメンをよく食べていたものですが，あの頃の食生活はあまり体によいとは言えませんでした．そういえば，当時スーパーローテートしていた外科の指導医の先生に，京都のいろいろなラーメン屋に連れて行ってもらいました．懐かしい思い出です．

> Koltz PF, et al.
> An unsuspected cause of meal-time morbidity: instant noodle scald burns.
> J Burn Care Res. 2013; 34:e 244-9.

当たり前ですが，ラーメンによる熱傷の報告は世界でもあまり多くありません．紹介する論文は，インスタントラーメンに関連した熱傷で受診した患者を調べた研究です．大規模ラーメン研究．

　2007年から2011年までの間に，熱湯熱傷で受診した852人の患者さんを調べたところ，実に121人（14％）がインスタントラーメンに関連した熱傷だったそうです（男性63人，女性58人）．この121人において，4歳以上の48人（グループ1）と4歳未満の73人（グループ2）に分けて比較しました．平均熱傷面積（total body surface area: TBSA）はグループ1で2.34％，グループ2で1.64％でした（p = 0.04）．グループ1の最も多い熱傷部位は四肢で（48人中43人），グループ2では胸（73人中32人）と四肢（73人中31人）でした．グループ1の7人とグループ2の2人が手術を要しました．

　この論文ではインスタントラーメンをつくる時には熱湯熱傷に注意するよう警鐘を鳴らしています．80℃のラーメンが，50℃まで冷めるのに50分以上かかったというラーメンの温度に関する報告もあります（Burns. 2013; 39: 363-8）．また，マグカップのように小さな容器にラーメンのスープが入ると，初期の温度はかなり高いので注意が必要です．

　この論文は日本の報告ではないため，日本の熱湯熱傷のうちインスタントラーメンが占める割合はここまで多くないかもしれません．しかし小さな子どもでは，一人でラーメンをつくらせないよう親が注意する必要があります．また，ある程度冷ましてから食べた方が安全かもしれません（J Burn Care Res. 2008; 29: 421-2）．

注意！　研修医の過労は交通事故のもと

　今でこそ日本の研修医の労働環境は飛躍的に向上しましたが，学ぶ立場でありながら労働者であるというジレンマが孕む種々の問題は，おそらく未来永劫解決することはないのかもしれません．

> *Barger LK, et al.*
> *Extended work shifts and the risk of motor vehicle crashes among interns.*
> *N Engl J Med. 2005; 352: 125-34.*

　この研究は，アメリカの卒後1年目のレジデント2,737人を対象に行われた勤務体系と交通事故に関する調査です．彼らから，勤務時間，長時間勤務シフト，自動車事故（記録されている事故のみ），ニアミスの交通事故，居眠りによる交通事故の詳細な情報について，合計17,003の月例報告を受けました．

　その結果，長時間勤務シフトの後の自動車事故の報告とニアミス交通事故の報告に関するオッズ比は，長時間勤務のないシフトと比較して，それぞれ2.3（95％信頼区間1.6 〜 3.3），5.9（95％信頼区間5.4 〜 6.3）でした．また，1カ月以内に勤務した長時間シフト1回につき，1カ月間の自動車事故のリスクは9.1％増加し（95％信頼区間3.4 〜 14.7％），帰宅途中の交通事故のリスクは16.2％増加しました（95％信頼区間7.8％〜 23.7％）．長時間勤務を5回以上経験した月には，車の中で居眠りをするリスクが有意に上昇しました（運転中：オッズ比2.39，95％信頼区間2.31 〜 2.46，停車中：オッズ比3.69，95％信頼区間3.60 〜 3.77）．

　上記はアメリカの報告ですが，日本でも詳細に調査されています．たとえば，日中の過度の眠気を訴える1年目の男性研修医は，勤務日数，夜間当直回数，実労働時間，1日在院時間が有意に多かったと報告されています（日職災医誌. 2012; 60: 61-9）．

　日本に限らず，研修医という職業の方々はきわめて勤勉です．しかし，過ぎたるは及ばざるが如し．しんどい思いをしてまで働くようなことは控えてほしいと思っています．インフルエンザ様の症状があっても勤務に出てくる研修医が多いという報告もあり（Arch Intern Med. 2012; 172: 1107-8），願わくは患者さんに害を与えないようにしたいものです．

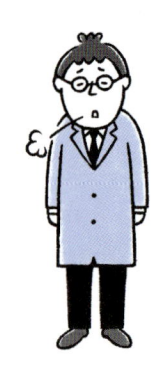

> **コラム** 医学論文よもやま話⑧
> # 院内の抄読会を継続させるにはどうしたらよいか？　その3

■ 日本語禁止・パワーポイント形式の抄読会のデメリット

　デメリットは抄読会の準備が大変なことです．ただ，基本的にどのタイプの抄読会でも発表者が論文を読み込まないといけないのは確かです．それは発表者の宿命です．ドラえもんのひみつ道具でもない限り，誰ひとりとして論文を読み込まずに内容を全員シェアできる夢のツールはありません．ただ，パワーポイントを英語で作成するということは，ある程度論文のPDFファイルから借用することが可能なのです（二次配布は禁じられていますので注意）．つまり，日本語訳しなくてよいという点では発表者の仕事量はむしろ減るかもしれません．

　また座長もある程度論文を読み込んで，質疑応答の時にフロアのマネジメントをしなければなりません．沈黙が続いた時には，自分から英語でコメントを発しなければなりません．「Thank you for your presentation, I have one question.」

　そのため，参加者の精神的負担はそれなりに大きいです．しかし，そのデメリットを凌駕して余りあるメリットがあるため，もし抄読会のスタイルをどういった形にすれば長続きするのかと悩んでいる施設があれば，ぜひこのスタイルを試してみてください．みんな最初は恥ずかしいでしょうが，慣れればたいしたことありません．ただし，1〜2カ月に1回当番が回ってくるようでは疲弊してしまう可能性があるので，個人的には2.5〜3カ月に1回くらいの頻度が妥当なラインではないかと思っています．人数が少ない場合は，隔週にする，あるいは通常の抄読会とパワーポイント発表抄読会のハイブリッドにするなどの工夫も可能です．パワーポイント発表抄読会の場合，経験上メンバーは最低10人は必要になるため，診療科内だけの抄読会というよりも若手医師を一同に集めるような会にしなければ実現は難しいかもしれません．

■ おわりに

　抄読会は**"開催しなければならないもの"**ではありません．診療科内で，最新の医学論文をいかに効率よくシェアするかという1つの手段にすぎません．そのため，ここで紹介した方法はベストではないかもしれませんし，これ以外の方法でシェアできるのであれば，私はそれでいいと思っています．診療科内でソーシャルネットワーキングサービス（SNS）のサイトを立ち上げてシェアしてもよいでしょう．

　また，オンラインでいろいろな情報が手に入るようになり〔私自身のブログ（呼吸器内科医　http://pulmonary.exblog.jp/）も然り〕，特に若手医師の論文離れが進んでいます．私は，それは悪いことだとは思っていません．難しい教科書より，

わかりやすい教科書を選べばいい．難しい英語論文より，和訳した論文を読めばいい．最近は国際学会ですら，各国のオンラインで速報を流し，SNS やブログで詳細が報告される時代です．効率的に情報を得るなら，抄読会よりもオンラインで検索した方が早いでしょう．

　抄読会を開催する場合，特に若手医師に対して「なぜ抄読会が必要なのか」を指導医の立場から説明できないとダメです．それについては，個々の医師によって価値観も違いますし，ここでは割愛させていただきますが．

著者略歴

倉原　優

国立病院機構近畿中央胸部疾患センター内科医師．2006年滋賀医科大学卒業．洛和会音羽病院を経て2008年より現職．日本呼吸器学会専門医，日本感染症学会専門医．自身のブログで論文の和訳やエッセイなどを執筆（ブログ「呼吸器内科医」http://pulmonary.exblog.jp/）

本当にあった医学論文　ⓒ

発　行	2014年11月20日　1版1刷
	2014年12月15日　1版2刷
	2015年1月20日　1版3刷
	2015年7月20日　1版4刷

著　者　倉原　優

発行者　株式会社　中外医学社
　　　　代表取締役　青木　滋
　　　　〒162-0805　東京都新宿区矢来町62
　　　　電　話　03-3268-2701（代）
　　　　振替口座　00190-1-98814番

印刷・製本/有限会社祐光　　　　＜HI・HU＞
ISBN978-4-498-04820-1　　Printed in Japan

〈JCOPY〉＜(社)出版者著作権管理機構　委託出版物＞
本書の無断複写は著作権法上での例外を除き禁じられています．複写される場合は，そのつど事前に，(社)出版者著作権管理機構（電話 03-3513-6969, FAX 03-3513-6979, e-mail: info@jcopy.or.jp）の許諾を得てください．